新自然主義

腦癒力

最強大的大腦神經功能鍛鍊術

功能神經學專家・美國脊骨神經醫學博士
李政家 著

1-7 層層分工縝密的大腦神經系統

大腦小教室

第二章 大腦養生術

第四章 活化腦幹，自律神經不失調

第五章 你做得到！導正大腦失衡

推薦序

瑜伽的凝視法，通過視覺神經直接作用大腦

因為拍攝示範動作而結識李博士，著實受益良多。拍攝過程中，經由李博士的解說，讓我更深刻明白，為什麼瑜伽教學的體位法中，經常需要搭配眼神的「凝視」，甚至有時候某一個特定的凝視，就是一項體位法，原來這些種種，都是通過視覺神經直接作用於大腦。

腦部，一直是我所關注的部位。瑜伽的練習，需要放下大腦，但在體位法的練習，需要靠大腦支配肢體，以達到完成各種不同的姿勢。瑜伽經的第一章「瑜伽是放下大腦的開始」，這裡的放下大腦，指的是停止所有的思想與念頭，而同時做到大腦的平衡與活化，我想這就是連結身心靈的第一步。

我在之前的著作《瑜伽睡眠》中提過，身體部位的大小是依照大腦對應細胞的數量來決定，例如手部位占較大部分，也因為占較多數量，所以相對的也會比較敏感，而腰背、大腿雖然占身體的面積很大，但是對應到的大腦細胞數量較少，也就相對的比較不敏感。

真正的健康，是需要達到「身心靈」三者之間的平衡。李博士在書中分享了許多簡單易做的活化大腦練習，例如眼球跳視運動、眼球聚焦運動，這些對於無法練習瑜伽，但卻壓力大、身心失衡，甚至受傷的朋友們，都有很大的幫助。

很榮幸能為李博士的新書推薦與拍攝示範動作，相信這本淺顯易懂的《腦癒力》，能幫助我們每個人重啟弱化老化的腦神經功能，平衡大腦、消除疾病與焦慮。

身心療癒師／台灣行動瑜伽協會創辦人　王羽暄

推薦序

「功能神經學」預防身體的退化，延長健康生活

身為一位熱血的馬拉松跑者，我對工作及運動充滿熱情，三百六十五天不是工作就是參加馬拉松、越野賽或單車活動，永遠不覺得累。二〇一九年，因騎乘公路車摔傷、腦出血後，我每天睡二十小時，且陸續出現很多症狀，嚴重影響工作及運動規劃。

生病過程中很無助，因為台灣完全沒有腦損傷/腦震盪的復健醫療資源，但我發現美國「功能神經學 Functional Neurology」這個專業領域，成功幫助很多腦受傷的病人。就是這個契機，讓我關注到李博士的第一本書《疾病，從大腦失衡開始》。

很開心李博士出第二本書跟大家分享更多功能神經知識，也很榮幸受邀撰寫《腦癒力》推薦文，看到書裡提到受傷後一直困擾我的「腦霧」症狀時，我相當激動，感覺終於有人以科學角度詮釋腦霧症狀，而且還提供具體對策。書中提到，受傷後常會伴隨的「焦慮」，是因為視覺與前庭系統失調，並提供「緩解焦慮的前庭系統與眼球調校運動」來降低大腦過度敏感、緩解焦慮。

無論是在醫院或長照，我的工作都是不斷思考如何提供更好的治療及照顧。

近年，醫界開始朝向「全人醫療」，一個生理、心理、社會各方面的醫療照顧，但西醫講求有效率的症狀診斷及治療，現在機器人手術、AI技術診斷或價值上萬的癌症藥物，加上台灣醫療越來越強調次專科訓練，真正的「全人醫療」其實很難做到。如果西醫能夠結合功能神經學，或許能夠真正達到個別化、全人全方位的健康照顧。

「功能神經學」對多數台灣人來說，仍是個相當陌生的名詞，瞭解它的理論與運用，不僅止於對創傷或疾病的治癒有所幫助，更能幫助到健康生活觀念的建立與養成，很多文明病或慢性疾病的產生，都與科技進步及生活形態的改變，影響大腦失衡導致人體自癒能力弱化所造成。

在人口急速老化的台灣，照顧的需求越來越大，現今的我們更應該花時間在延長健康的生活，預防身體的退化或提早退化，我認為「功能神經學」可以幫我們達到這個目標。很開心李博士把美國的「功能神經學」帶回來與台灣人分享，這真是台灣人健康的一大福音。

仁馨樂活園區執行長／光田綜合醫院策略長　王詩婷

推薦序

不使用藥物和侵入性治療的「功能神經學」

初次拜訪李博士，就深深地崇拜其熟稔「功能神經學」診斷與治療的技巧，再看其搭配過敏與應用肌肉動力學的肌力測試，竟然可以在不用打針吃藥的狀況下改善病人的肢體疼痛。

後來，多次看到有脊骨醫師專業背景的李博士，透過功能神經學幫助病人改善體態與肢體疼痛，內心就非常期望李博士能推廣相關技術來幫助病人。沒想到，在第一本書大賣不久，李博士就將技術整理成《腦癒力》，個人在第一時間深入閱讀，對李博士推廣相關技術的熱誠與文稿編寫的用心，感到非常敬佩。

身體健康離不開大腦的控管，例如糖尿病與控管內分泌的腦下垂體的密切關聯，適當的足墊改變大腦本體感覺，可以進而調控體態，甚至常見的打鼾也是腦幹功能低下，導致控管舌頭與咽喉的舌咽與舌下腦神經功能異常。

在此同時，同區域的迷走腦神經勢必功能異常，而導致五臟六腑功能失調，例如打鼾的病人往往伴隨胃食道逆流、尿失禁、甚至心血管疾病大增。李博士在書中特別為讀者解說負責自律神經功能的迷走神經最新五大功能，也特別用專章的方式，提供大家平常自我保健的方法，從頭到腳，簡單易懂。

嚴格來說，身體所有的疾病，無一不與腦功能相關。對我個人專業來說，牙齒咬合與上下顎骨發育都與大腦功能息息相關，社會進步卻帶來過度精緻的食物導致口顎系統發育不良，舌頭功能也因此弱化，在在都影響頭顱的發展，進而影響大腦功能，這也是小兒出現睡眠呼吸中止也同時容易有注意力不集中、易怒情緒、容易憂鬱、甚至學習能力變差。

本書在李博士的巧思之下，將原本艱澀的腦科學透過生活化的方式展現在大家眼前，不僅是我們醫療或是學術研究專業的寶典，相信也是一般民眾自我評估與改善大腦甚至身體健康的寶藏。

台灣牙科睡眠醫學會理事長　趙哲暘

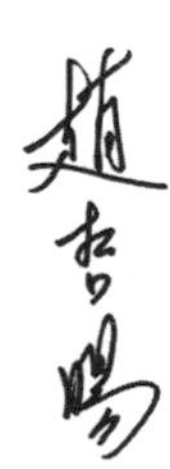

作者序

實踐腦癒力，身心更健康

在先前的著作《疾病，從大腦失衡開始》獲得了不錯的迴響，在一連串的媒體採訪、演講的過程中，可以感受到大眾對於大腦科學以及臨床應用知識的急迫需求。我認為可以歸納為以下四種原因：

首先是社會人口老化，銀髮族人口急速增加，對於健康資訊需求大幅增加。其次是現行主流的醫療系統提供的疾病照護服務，無法滿足大眾追求健康層次的需求；再其次是網路媒體資訊爆炸的時代，逐漸改變了資訊不對等的情況，讓民眾想重新拿回身體健康的主導權，而醫生不再是唯一提供醫學知識的管道，甚至直接遭受質疑與不信任，導致醫病關係緊張。最後一點是，我認為是民眾慢慢意識到面對疾病與追求健康是兩種不同面向的議題，以至於對於自然醫學認同度大幅提升。

新醫學時代的來臨，民眾已經無法滿足於以吃藥來緩解症狀的醫療模式，想要更了解自己的身體，更強調以科學為基礎的全人整體醫學，以及更多的同理心、人本思惟，甚至於回歸自然，好讓自己在這繁雜的世界，獲得身心靈的成長，並得到安頓的法門。

《腦癒力》這本新書，試圖將令人望而生畏的腦科學與當前歐美最新的功能神經學資訊，以簡單易懂的方式呈現給讀者，並且在書中提供一些簡單的自我測試，透過認識自己的大腦狀態，達到早期預防大腦退化的效果。除此之外，我也將自身對功能神經學的專業知識與多年的國外臨床行醫經驗做分享，歸納出可行而且有效的處理對策。

在書中第一章，帶領讀者遊歷自己身體的大腦，究竟是如何透過神經的連結，進而運作全身各個系統。有鑑於許多人都太小看飲食、生活習慣與環境因素對大腦的影響，在第二章特別詳加說明，其實這些才是養成健康大腦的基本功。第三章提供如何發現大腦發展受到干擾或是大腦失衡的各種臨床症狀，並且提出有效的對策。第四章分享了現代人常見的自律神經失調的最新研究，以及有效的處理方式。第五章則是針對常見的大腦失衡問題，例如焦慮、慢性疼痛、腦霧、帕金森症、失智症的成因，提供有別於現行醫療體系的另一種功能神經學處理對策。

鍛鍊大腦就要在日常生活一點一滴實踐，在書本封底內頁有我所設計的訓練眼球運動卡片，攜帶方便，長期使用會有意想不到的大腦活化效果，希望讀者多加利用。

在全球疫情影響下，世界面臨巨大的變動，未來充滿著不確定性，生命的無常，讓我們更珍惜當下與周遭的朋友與親人相處的時刻。感謝我的家人與朋友的鼓勵與支持，讓我在生活中充滿著喜悅與被祝福的感覺。也感謝廣大讀者的支持與不吝指教，讓我體悟到學識的不足，並且激發出追求知識的動力。

美國脊骨神經醫學博士、功能神經醫學專家

李政家

二：執行力、專注力、思考力→額葉腦前額葉功能

- □ 7. 無法控制衝動或慾望。
- □ 8. 情緒不穩定。
- □ 9. 對於策劃或組織事務感到困難。
- □ 10. 無法做決定。
- □ 11. 對事務缺乏動機、熱情和興趣，感覺漠不關心。
- □ 12. 某種聲音或旋律一直在腦中盤旋無法離去。
- □ 13. 持續重複想起某個事件或某種想法，無法排除。
- □ 14. 無法啟動和完成計劃。
- □ 15. 偶發性發作的憂鬱。
- □ 16. 心理疲倦。
- □ 17. 注意力集中的能力下降。
- □ 18. 無法持續的長時期保持專注。
- □ 19. 缺乏創造力、想像力和直覺。
- □ 20. 無法對音樂和藝術產生興趣。
- □ 21. 分析和判斷能力下降。
- □ 22. 對於算術、數學和時間的概念感到困擾。
- □ 23. 無法把想法、行動和語言描述有效率做串連表達。

● 輕度退化：勾選 2 ～ 5 項　● 中度退化：勾選 6 ～ 12 項

● 重度退化：勾選 13 項以上

閱讀之前

測一下，你的小毛病，是不是與腦失衡有關？

你有注意力不集中、突然失神、倦怠、無法思考、健忘的狀況嗎？小心，可能是大腦失衡哦！

這裡分享的腦部功能自我評量，依據大腦功能分區規劃了十四個功能檢測，每個功能檢測都分別提供自我觀察的題目，大家可以根據自己的情況勾選，檢測結果會依照勾選題目的多寡來區分大腦功能輕度、中度、重度這三種退化等級。

如果勾選的題目實在太多，最好先尋求醫生的協助。如果只有勾選零星幾道題，建議優先閱讀第三章大腦平衡力，並且遵循的二章大腦養生術，落實活化大腦的食衣住行過生活，盡早遠離大腦退化失能、病變等威脅。

一：協調性、動作控制→前運動區、運動輔助區功能

☐ 1. 張開手臂或腳的動作變的比以前困難。

☐ 2. 感覺手腳變的沈重，特別是在疲倦的時候。

☐ 3. 感覺上下肢肌肉僵硬。

☐ 4. 上下肢肌肉耐力下降。

☐ 5. 感覺單側肌肉功能或力量與對側肌肉有明顯差異。

☐ 6. 感覺單側肌肉比另一側緊繃。

- **輕度退化：勾選 1 ～ 2 項**
- **中度退化：勾選 3 ～ 4 項**
- **重度退化：勾選 6 項**

五：身體的感覺能力→頂葉感覺區功能

□ 36. 無法確認自己肢體的相對空間位置。

□ 37. 移動、躺在椅子上或背靠牆時，對於空間位置的認知有困難。

□ 38. 身體或肢體經常會撞牆或其它物體。

□ 39. 身體特定某部位一直重複受傷。

□ 40. 對於觸覺或痛覺特別敏感。

□ 41. 肢體特定部位感覺異常，例如異物感、碰觸感、冷熱感。

- **輕度退化：勾選 1 ～ 2 項**
- **中度退化：勾選 3 ～ 4 項**
- **重度退化：勾選 5 項↑**

六：空間感、判斷力、結構力→頂葉下區功能

□ 42. 左右混淆不清。

□ 43. 對於算術覺得困難。

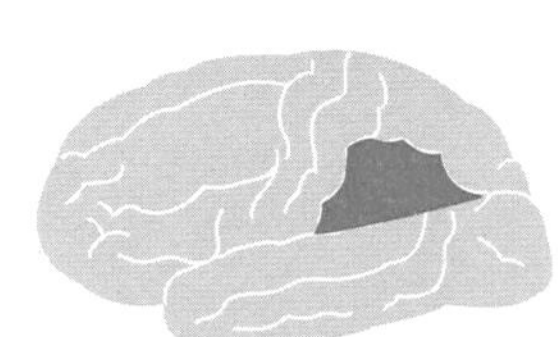

□ 44. 言語表達用字感到困難。

□ 45. 對於寫字感到困難。

□ 46. 對於認識符號或形狀感到困難。

□ 47. 簡單的繪畫有困難。

□ 48. 看地圖有困難。

□ 49. 方向感不佳，容易迷路。

□ 50. 手指無法分辨硬幣或是物體大小和形狀。

- **輕度退化：勾選 1 ～ 3 項**
- **中度退化：勾選 4 ～ 7 項**
- **重度退化：勾選 8 項↑**

三：語言表達能力→語言運動區功能檢測

☐ 24. 發音困難尤其是疲倦的時候。

☐ 25. 有時講話會感到困難。

☐ 26. 注意到發音和講話有時候會不順暢。

☐ 27. 完全無法發出聲音。

●輕度退化：勾選 1 項　　●中度退化：勾選 2 ～ 3 項

●重度退化：勾選第 27 項

四：聲音判斷與理解力→顳葉聽覺皮質區功能

☐ 28. 覺得聽力功能下降。

☐ 29. 在吵雜或噪音的環境下覺得很難聽懂對話的內容。

☐ 30. 如果對方講話有點口音就無法聽　。

☐ 31. 交談時必須看著對方的嘴巴，才能理解講話內容。

☐ 32. 聽音辨別方位有困難。

☐ 33. 不喜歡重複性有節奏感的音樂。

☐ 34. 不喜歡沒有節奏感多重樂器演奏的音樂。

☐ 35. 講電話時比較喜歡用左耳或右耳。

●輕度退化：勾選 1 ～ 2 項　　●中度退化：勾選 3 ～ 5 項

●重度退化：勾選 6 項↑

九：視覺相關能力→枕葉區功能

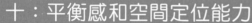

- [ ] 66. 無法區分相近似的顏色。
- [ ] 67. 感覺視覺的色彩不清。
- [ ] 68. 手眼動作不協調，經常無法有效的拿到物件。
- [ ] 69. 感覺視線上有異物或中間有黑洞。
- [ ] 70. 視野狹窄，時常容易忽略側面的來車或物體。
- [ ] 71. 容易出現幻影。

● **輕度退化：勾選 1 ～ 2 項**　● **中度退化：勾選 3 ～ 4 項**

● **重度退化：勾選 5 項↑**

十：平衡感和空間定位能力
→前庭小腦區功能（Vestibulo Cerebellum）

- [ ] 72. 偶發性的暈眩。
- [ ] 73. 走路或站立時背部肌肉很快感到僵硬和疲勞。
- [ ] 74. 慢性頸部和背部肌肉僵硬。
- [ ] 75. 容易暈眩、暈車或暈船。
- [ ] 76. 容易感覺天旋地轉。
- [ ] 77. 擁擠的地方會引起焦慮感。
- [ ] 78. 容易駝背。
- [ ] 79. 脊椎側彎。

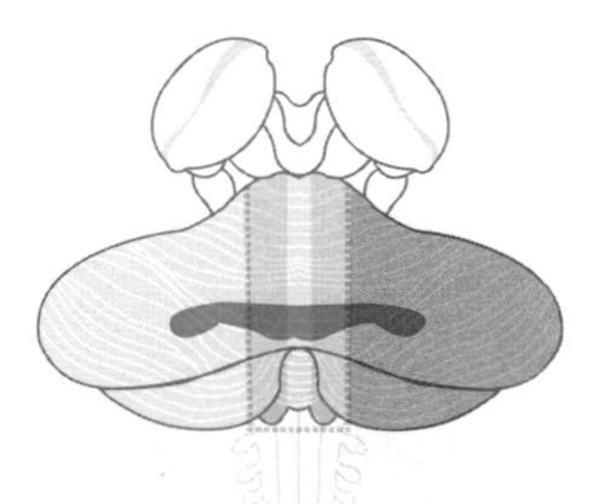

● **輕度退化：勾選 1 ～ 2 項**　● **中度退化：勾選 3 ～ 4 項**

● **重度退化：勾選 5 項↑**

七：聲韻處理能力→顳葉聽覺皮層關聯區功能

☐ 51. 無法理解講話的字意。

☐ 52. 講話音調單調缺乏起伏和情緒。

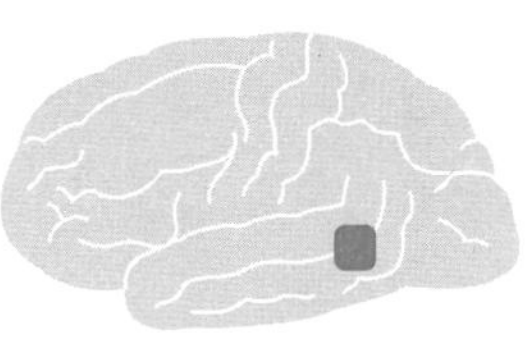

- 中度退化：勾選 1 項
- 重度退化：勾選 2 項

八：記憶力→顳葉內側皮層和海馬迴區功能

☐ 53. 記憶力下降。

☐ 54. 記憶力下降影響日常生活作息。

☐ 55. 對於日期、時間或地點的記憶有混淆。

☐ 56. 無法想起過去發生的事件。

☐ 57. 記憶錯亂、對於記憶追溯發生順序有困難。

☐ 58. 對於地點的記憶有困難。

☐ 59. 對於視覺的記憶有困難。

☐ 60. 經常忘記鑰匙、皮夾、手機放在哪裡。

☐ 61. 對於記憶人臉有困難。

☐ 62. 看到人無法叫出他的名字。

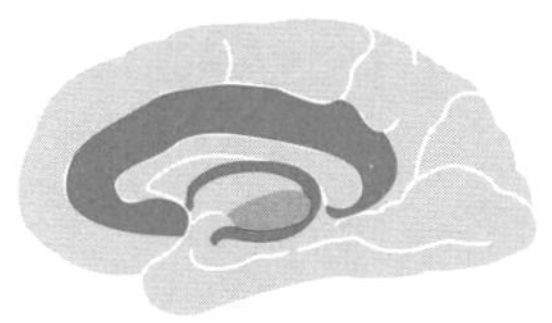

☐ 63. 對於文字記憶有困難。

☐ 64. 對於記憶數字和號碼有困難。

☐ 65. 沒有時間觀念，無法準時或依照預定時程。

- 輕度退化：勾選 1 ～ 4 項
- 中度退化：勾選 5 ～ 8 項
- 重度退化：勾選 9 項↑

十三：掌管開啟意念、情緒、動作神經衝動的閥門

→基底核直接通道迴路（Direct Loop）功能

- ☐ 93. 動作緩慢。
- ☐ 94. 肌肉緊繃（不是關節），活動後症狀會緩解。
- ☐ 95. 寫字時手會抽筋。
- ☐ 96. 走路會駝背。
- ☐ 97. 講話音調變弱。
- ☐ 98. 臉部表情僵硬時常讓人覺得是在不高興或是在生氣。
- ☐ 99. 手指不自主顫抖。

- **輕度退化：勾選 1 ～ 2 項**
- **中度退化：勾選 3 ～ 4 項**
- **重度退化：勾選 5 項↑**

十四：抑制意念、情緒、動作神經衝動的閥門

→基底核間接通路迴路（Indirect Loop）功能

- ☐ 100. 無法控制的肌肉抽動。
- ☐ 101. 需要時常清喉嚨或是收縮身體某特定部位的肌肉。
- ☐ 102. 有強迫症的傾向。
- ☐ 103. 持續感到緊張，心情無法平靜。
- ☐ 104. 不自主抖腳。
- ☐ 105. 腦中一直有某個音樂旋律或是想法無法停止。

- **輕度退化：勾選 1 ～ 2 項**
- **中度退化：勾選 3 ～ 4 項**
- **重度退化：勾選 5 項↑**

十：身體近端控制：脊椎兩側、肩膀、手肘、髖關節、膝關節 →脊椎小腦區功能（Spino Cerebellum）

- [ ] 80. 平衡感較差，或左右邊平衡感有差異。
- [ ] 81. 下樓梯時需要握住扶手，或是需要用眼睛注視腳下的階梯。
- [ ] 82. 黑暗的環境會覺得站不穩或容易跌倒。
- [ ] 83. 站立或走路時會往一方傾斜。
- [ ] 84. 感覺肩膀和手肘動作僵硬不協調。
- [ ] 85. 感覺髖關節和膝關節動作僵硬不協調。
- [ ] 86. 運動時身體不協調，全身肌肉鬆軟無力。

- 輕度退化：勾選 1 ～ 2 項
- 中度退化：勾選 3 ～ 4 項
- 重度退化：勾選 5 項↑

十二：精細動作整合能力 →大腦小腦區功能（Cerebro Cerebellum）

- [ ] 87. 最近覺得手比以前笨重。
- [ ] 88. 最近覺得雙腳笨重，容易跘倒。
- [ ] 89. 取物時在快拿到時會有手抖的現象。
- [ ] 90. 手腕、手指動作僵硬不協調。
- [ ] 91. 腳踝、腳趾動作僵硬不協調。
- [ ] 92. 手眼協調差，手指無法準確的點到眼睛看到的點位。

- 輕度退化：勾選 1 ～ 2 項
- 中度退化：勾選 3 ～ 4 項
- 重度退化：勾選 5 項↑

Chapter 1

健康的大腦，能啟動身心自我療癒

大腦是人體強大的中央處裡系統，完美的控制了整個身體的運作，讓我們在不停變化的環境下能夠生存。所以理所當然，身體的任何大小情緒或病痛，大腦會先知道，並且做出反應。

在台灣非常新穎的「功能神經學」是融會大腦神經科學的獨特醫學，能夠找出絕大多數的疾病根源，而且從大腦變弱、失衡、退化、失能等隱而不顯的蛛絲馬跡，就可以看出端倪，藉此及早發現、及早活化且平衡大腦，讓疾病就此遠離你。

1-1

大腦，決定全身的感知與控制

眾所周知，大腦宛如身體裡的一座處理效率非常強大的電腦中央處理器，透過各種神經感覺接收器，接收外界的訊息並且輸入到大腦，大腦會將所有收到訊號加以整合，再做出適當的輸出反應。

絕大多數的病痛，在大腦弱化處就已現端倪

大腦透過訊息的接收和輸出，完美的控制了整個身體的運作，讓我們在不停變化的環境下能夠生存。大腦幾乎無所不管，不但控制我們的喜怒哀樂等情緒、內分泌系統和自律神經系統、新陳代謝、高矮胖瘦，甚至掌控身體的所有器官。

有鑑於此，身體出現任何大小情緒或病痛，大腦會先知道；不只如此，絕大多數的疾病，就從大腦變弱、退化、失能等隱而不顯的蛛絲馬跡中可以看出端倪。

在台灣，還是非常新穎的「功能神經學」，有著一套全人理論與實際做法，是融會大腦神經科學的獨特醫學，能夠檢測大腦退化處，進而活化大腦，達到改善身體健康的目的；換句話說，當大腦平衡了，疾病就會遠離你。

接下來，就為大家介紹身體內建的強大大腦是如何掌管或影響你我的身體與心理。

大腦平衡，與疾病息息相關

大腦接收各種外界訊號後，會根據過往的經驗，加以整合後，透過杏仁核，直接產生情緒的反應。伴隨著大腦分泌了不同的神經傳導物質，影響了各種身體生理的運作。

例如當我們面對莫名其妙的指責時，會立即產生憤怒或是哀傷的負面反應；而接受讚美時，就產生了快樂、歡喜的情緒。其實，背後是大腦在悄悄地運作著（圖1-1）。

快樂是因為大腦會分泌多巴胺、血清素，而憤怒和哀傷時則是大腦釋放大量的壓力荷爾蒙，以及穀氨酸（glutamate）、乙醯膽鹼（acetylcholine）、4- 氨基丁酸（GABA）。

大腦在每天的日常生活中，分泌了各種七情六慾情緒起伏的神經傳導物質，讓我們的生活變得多采多姿。

圖 1-1：身體的所有感覺都是由大腦整合訊息後，再由身體做出反應

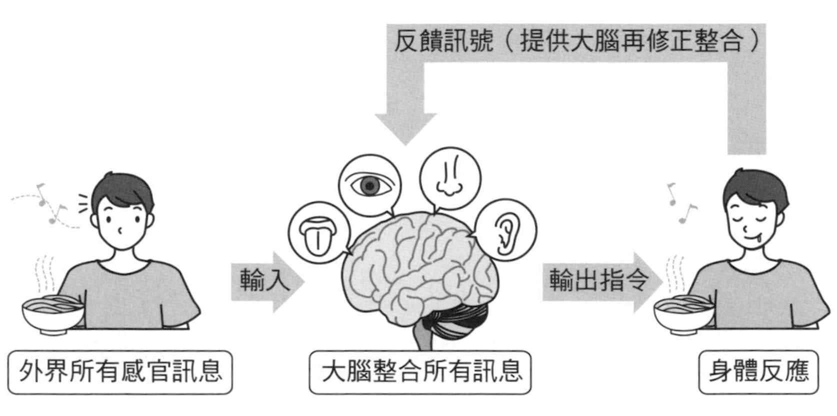

內分泌系統、自律神經系統，以及所有情緒反應，都直接影響身體反應

大腦的情緒反應，直接影響身體的健康狀態。這裡面的種種精心安排宛如骨牌遊戲般，是一整套縝密的規劃，而外在的壓力或情緒感知，正是推倒骨牌的無影手。

也就是說，當大腦感知外在訊息時，透過杏仁核產生喜怒哀樂的不同情緒時，同時會透過下視丘啟動內分泌系統和自律神經系統，直接影響身體各個器官做出配套的反應。

● 情緒反應

舉真實的情境為大家說明，當我們處在憤怒情緒或是在壓力的情境下，大腦會啟動一連串我們視為理所當然的壓力連鎖反應，然而這些兵分兩路的指令安排，是非常井然有序的生理機制（圖1-2）。

圖 1-2：大腦感知壓力後的連鎖反應

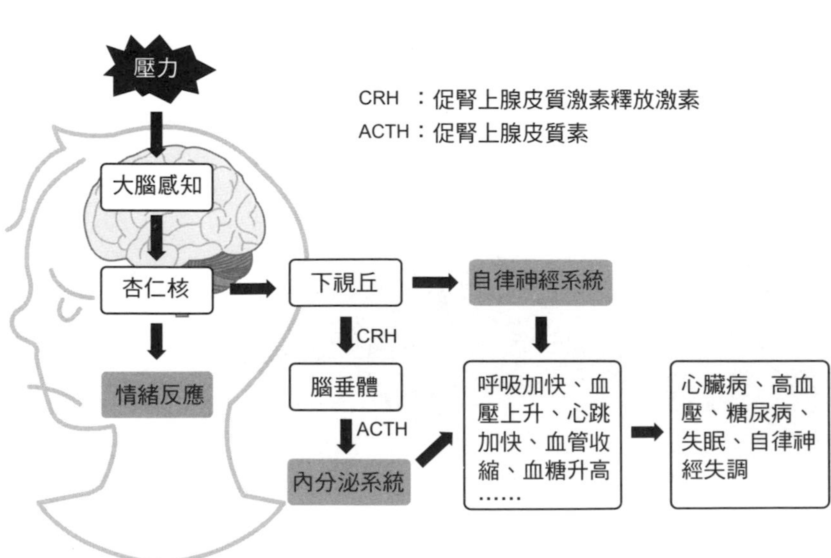

大腦的下視丘在下達指令改變自律神經系統時，同時下達指令改變內分泌系統，透過分泌促腎上腺皮質激素釋放激素（Corticotropin-Releasing Hormone，簡稱 CRH），直接命令腦垂體分泌促腎上腺皮質素（ACTH）下達增加腎上腺素分泌的指令。

當腎上腺素增加時，身體就會處於亢奮的狀態，自律神經系統也就跟著啟動，讓呼吸心跳加快、血管收縮血壓上升，腸胃蠕動變慢、血糖增加、肌肉緊繃等等的反應。

當大腦運作失常或是情緒長期處在憤怒的狀態之下，內分泌系統和自律神經直接受到影響，日積月累就產生高血壓、心臟病、胃潰瘍、糖尿病、失眠等現代人常見的症狀。

● 影響身高

巨人症或是侏儒症，就是大腦腦垂體的生長激素分泌異常所產生的結果。大腦會因為發展失衡、熬夜或是習慣吃甜食、含糖飲料，改變了身體的生理時鐘和內分泌的運作，進而影響生長激素的分泌，導致發育不良和早熟現象。

● 影響胖瘦

從圖 1-2 可以看出，受到下視丘影響的腦垂體，直接影響了甲狀腺素和瘦素（Leptin）的分泌，兩者決定了身體的新陳代謝率和脂肪燃燒的效率，影響了體重。

大腦控制生理時鐘、免疫系統

不生病需要免疫系統正常的運作，而生理時鐘正是決定免疫系統能否正常運作的重要關鍵。

許多人不知道，褪黑激素是啟動身體免疫系統最重要的激素，正確的生理時鐘讓身體能夠在夜晚來臨時開始釋放褪黑激素，使人體進入深層睡眠狀態，啟動免疫系統讓身體進行各種修復的工作。

然而要維持正確的生理時鐘，就必須透過陽光的照射，讓視網膜中的視黑素接收陽光中紫外線（UVA）的訊號，啟動大腦中的松果體在正確的時間分泌褪黑激素，於是一連串的免疫系統功能也會開始啟動，讓身體維持在最佳狀態。

現在，就讓我們的生理時鐘配合大自然日夜的規律，讓身體各個器官在正確時間做應該做的事（參見《疾病，從大腦失衡開始》第五章瞭解「光」的科學）。

大腦與身體器官的敏感度、疼痛度及活化密不可分

大腦與身體器官有密切的對應關係，不只在訊息與指令傳遞，以下將針對大腦與身體的敏感度、疼痛度、活化的關係做說明。

● 大腦細胞與身體敏感度

與大腦對應的細胞數量，並不是按身體的部位大小比例來決定，而是以身體敏感度來決定。

例如手指、生殖器官、臉部，特別是嘴巴，都比較敏感，對應大腦的細胞數量比較多；而腰背、骨盆、大腿雖然占身體的面積很大，但對應於大腦的細胞數量比較少，也相對比較不敏感。

● 大腦細胞與身體疼痛度

如果以疼痛感受度來說，大腦是全身感覺神經的接收者，因此當大腦開始退化萎縮時，相對應腦細胞數量較少的對應器官，就會更容易感到疼痛。

例如，對應到控制腰背的大腦細胞數量相對的就變得更少，因此就特別容易產生腰背疼痛或受傷的問題。

相對的，由於手指、生殖器官、嘴巴，即使大腦嚴重退化，但由於對應腦細胞殘留數量還很多，也比較不會產生疼痛的問題。

圖 1-3 大腦細胞與身體各部位對應關係

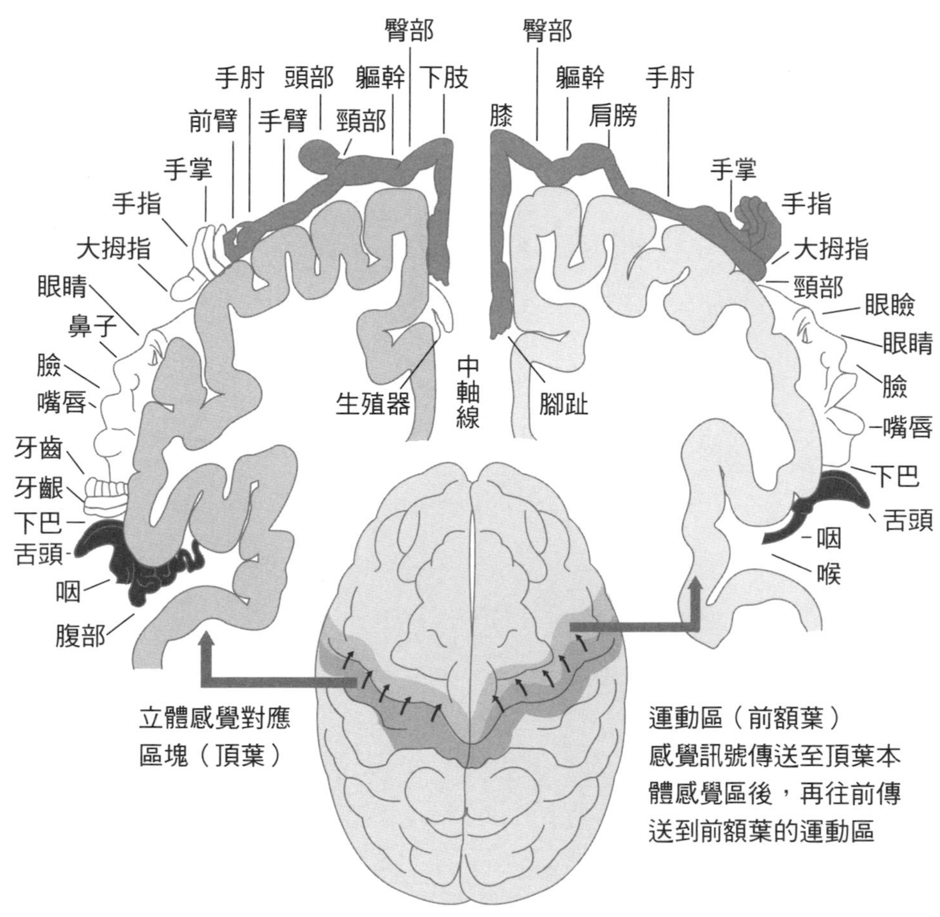

●大腦細胞與身體活化

身體對應的腦細胞有特定區域，例如臉部和手的對應大腦在外側，且位置相鄰，大腿、下肢、腳和生殖器則相鄰在大腦內側。功能神經學便是藉著這種相關位置的特性，運用到臨床上活化特定身體的部位（圖1-3）。

例如，刺激臉部或運動臉部表情，大腦對應臉部的細胞會因此活化，神經細胞突觸往外擴散延伸，進而活化手部對應的腦細胞，達到提升手部功能的效果。又例如，腳趾與生殖器對應細胞相鄰，刺激腳趾也會連帶活化生殖器官。

由此看來，大腦的確堪稱為身體最高的統治者，身體任何部位的弱化或活化，都具由決定性的影響，想要不生病，當然就要打造不生病的健康腦。

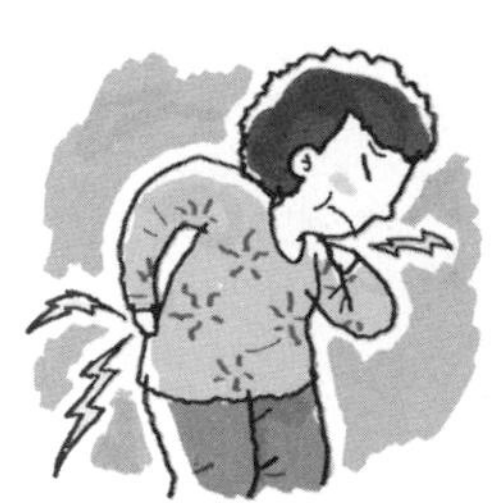

1-2 「功能神經學」，助大腦健康一臂之力

人體是將近三〇七・二兆個細胞所組成，這些細胞因緣聚合成了我們的大腦、內臟、五官、四肢、骨骼、皮膚、頭髮……，然而絕大多數的時間，我們幾乎都忘了他們的存在，唯有刺痛痠麻癢等大小病痛時，才想起來。

身體的大小病痛，都烙印在大腦裡

你可知道，不論是精神上或肉體上的大小苦難或病痛，都會在我們的大腦寫下或深或淺的烙印或創傷。

這些印記嚴重的話，會導致大腦病變（例如車禍腦部受傷、腦中風等）；更多的是日積月累造成大腦失能、退化，沒能夠防微杜漸，於是形成了現代醫療體系之下所謂的疾病（例如自律神經失調、自體免疫疾病、自閉、過動等），甚至是現代人常有的肩頸腰痠背痛，其實都和大腦有關。

從另一方面來說，當大腦運作失常或是出現弱化，身體各個器官當然無法獲得大腦正確的輸出指令，身體功能立即會產生變化。只是當這個身體功能變化微不足道且還不足以致病時，我們通常是不會放在心上的，而這就成了小病變大病的健康漏洞。

理所當然，身體的病痛，大腦最先知道；而我們想要掌握自己的健康之鑰，大腦是非常重

要的關鍵。尤其，我所鑽研的「功能神經學」更是找出疾病根源，同時預防小病變大病的重要把關者。

功能神經學
為預防醫學的第一把交椅

我在第一本書《疾病，從大腦失衡開始》苦口婆心呼籲，當前環境變異深深影響大腦功能，造成現代文明病、慢性疾病、癌症等與日俱增。

「功能神經學」是一門臨床實用的科學，奠基於現今大腦科學的了解應用到臨床上的一門科學，發展至今大約三〇年。

由美國脊骨神經科醫生泰德・卡里克博士（Dr. Ted Carrick）推廣至今。由於所有的治療手法是依據腦科學的原理，在臨床上病人往往獲得顯著的治療效果，有別於傳統西醫透過藥物或開刀等侵入性的治療方式。

不採取藥物或侵入性治療的「功能神經學」究竟要如何醫治疾病，治療特色又是什麼？

❶ 針對不明疼痛或疾病的真正根源、弱化的神經系統，解除病因。

❷ 透過各種外在的刺激方式或特定的功能性復健運動，尤其著重活化病人的大腦神經迴路，因而改善患者的臨床症狀。

❸ 不使用藥物和侵入性的治療方式，因此著重在早期預防找出問題的根源。

❹ 非常重視改善日常生活環境和各種生活習慣，例如避免飲食、污染源、電磁波、光照、日常用品中的有毒物質等等，在後續的章節將會深入探討（圖1-4）。

圖 1-4：功能神經學根治病痛原理

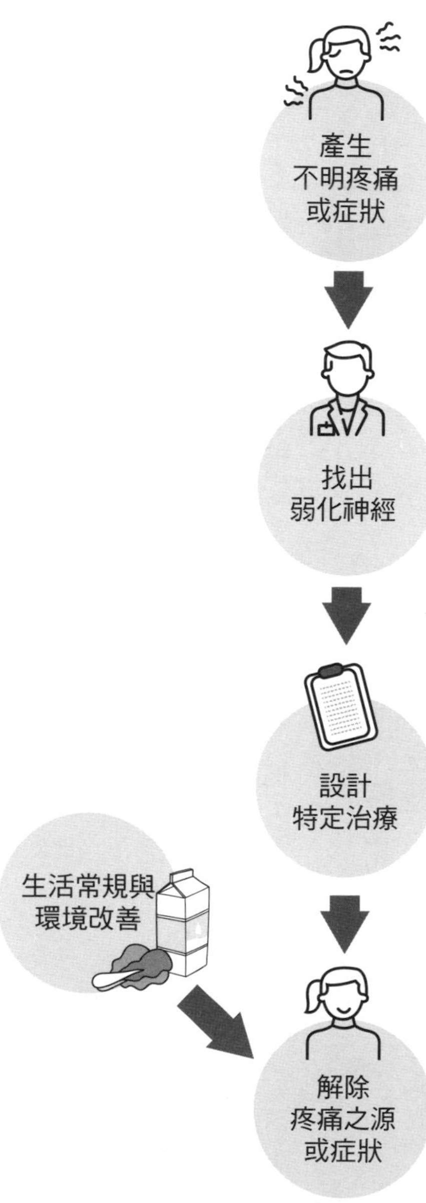

1-3 健康腦四要素：強化粒線體、排除干擾、提供養分、刺激活化

誠如大家所知，在我的第一本《疾病，從大腦失衡開始》書中曾詳細解說過，我們生活中從食物到科技產品都有傷腦因子，加上大腦也會隨著年齡增長老化而逐漸退化，都將使大腦無法獲得有效率休息及深層修復。

身為青壯年的大腦，退化的速度也比起上一代情況更嚴重；而更讓我憂心忡忡的是，青少年甚至更小的兒童，智慧型手機和平板電腦已經是他們生活的必需品，造成情緒障礙、過動的孩子比率變得很高，這可說是一種文明的代價，而且代價非常高。

想要讓大腦回春地活化起來，請大家務必將維持大腦神經系統健康的四大要素牢記在心。

首先，是強化腦細胞粒線體；其次，請避免或排除生活中干擾大腦細胞的各種因子；再來是，提供大腦神經細胞所需要的養分；最後，持續給予各種不同的刺激活化。

回歸自然，強化粒線體：曬太陽、接地、浸冰水或洗冷水澡

新世代的人類生活中充斥著各種科技產品，大量的電磁波和藍光直接影響細胞粒線體產生能量的效率，加速細胞退化。因此，強化粒線體來維護細胞健康，變得異常重要。

有些家長無法忍受孩子接觸陽光、雨水、泥土、草地等自然洗禮，有的還避之唯恐不及。

透過曬太陽、接地和浸冰水或是洗冷水澡等等方式重新連結大自然，藉由導入電子進入粒線體並且強化粒線體產能效率，是抵消科技環境對細胞傷害最有效的方法（詳見前本著作《疾病，從大腦失衡開始》一書內容）。

排除生活中干援大腦細胞的各種因子：藍光、環境荷爾蒙、加工食品

大腦的環境干擾因子，包括：攝取會引起自體免疫的食物所產生的抗體會攻擊大腦、食物中的味精可能直接影響大腦的運作，以及會影響大腦的電磁波、藍光、氟化物等等在我們日常周遭環境中隨時都會接觸到。

對於以上種種如果沒有特別的警覺，很容易對大腦產生慢性長期的影響。在後續章節將會有詳細的解說。

提供大腦神經細胞所需要的養分：氧氣、葡萄糖和優質油脂

大腦所需的主要基本養分是氧氣和葡萄糖，而能否供給足夠養分到大腦，取決於血液循環，尤其位於末稍循環的大腦更需要取得養分。

血液攜帶氧氣和葡萄糖，透過血液循環輸送到大腦。以腦中風或是腦外傷造成大腦缺氧為例，只要短短的四至六分鐘就會導致腦死。

而長期末稍循環不良，或是貧血的人，因為沒有足夠血紅素攜帶氧氣，無法提供大腦細胞足夠的氧氣，當然會造成大腦的活動力下降。

糖尿病患者或是長期處在低血糖狀態的人，也都會造成大腦細胞沒有足夠的葡萄糖。

另外，大腦細胞膜主要由油脂組成，細胞膜健康與否直接影響神經細胞傳導的效率。因此，優質油脂（參考本書食物油建議表，第

八一頁）的攝取能強化大腦神經細胞的連結。

研究顯示，魚油中 Omega-3 不飽和脂肪酸，是提供大腦形成細胞膜主要元素，對於促進大腦的成長和修復受損的大腦具有關鍵的效果。

持續給予刺激活化：越具挑戰性，大腦越強大

大腦的運作是必須持續不斷的接受外界刺激，利用身體各種感官所接收的大量訊息，傳遞到大腦進行整合再做出適當的反應。

也就是說，大腦宛如電腦的中央處理器，訊號輸入後，經過整合後再將指令輸出。

當來自外界輸入大腦的訊號愈多元、愈頻繁，甚至愈具有挑戰性，我們的大腦 CPU 就會變得更強大。

反之，當我們因害怕受傷、危險而被過度的保護，外界輸入的訊號大量減少，即使擁有優異的基因，但因為缺乏外來的刺激，大腦發展也會因此受限。

現在的兒童出現發展遲緩的比例較高，一部分原因也是由於生活中受到過度的保護而產生，因為安全或衛生的考量，過度限制小朋友的日常活動，導致大腦訊號輸入量減少所致。

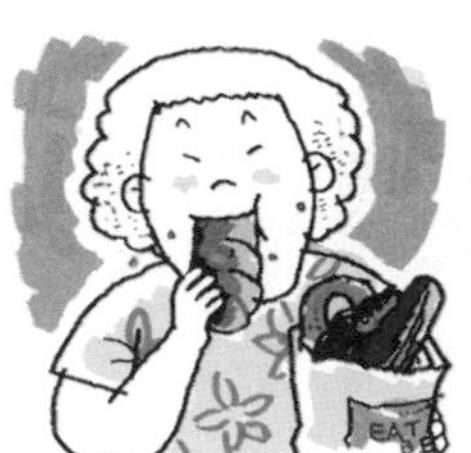

1-4 活化大腦利器：善用腦神經系統特性

上天賜予我們的大腦具備了神經可塑性（Neuroplasticity）、神經同源性（Homologous）、神經代謝容忍度（Neuron Metabolic Capacity）這三種大腦神經特性，讓我們在發現大腦退化尚未嚴重之際，還能夠亡羊補牢地針對退化部位給予及時介入，而不是束手無策的等到疾病晚期，才不得不依靠藥物或是開刀。

善用神經可塑性，重建大腦連結

大腦運作主要靠神經元的突觸相互連結，當特定神經元間訊號傳遞越頻繁，傳遞的效率就會更好，也就是熟能生巧。例如，職業籃球員每天練習投籃的次數遠超過一般人，因此具有較高的投籃命中率和技巧，這就是利用大腦的神經可塑特性（Neuroplasticity）。

另外，當大腦某個區域受損時，影響了神經訊號傳導的效率，造成了日常生活中功能失常。然而，透過復健運動的方式，可以讓大腦重新建立連結。

其中的關鍵在於，受損的大腦因為神經可塑特性，另外開闢了新路徑，並且透過重複的練習，讓原本的羊腸小徑變成了高速公路，達到功能恢復的目的。

基於神經同源性，可利用特定遠端部位達成活化效果

眾所周知，當精子和卵子結合後，受精卵細胞會經過複製分裂的過程；再說得詳細一點，就是會形成內胚層、中胚層、外胚層。

其中，外胚層會發展成皮膚和神經系統，過程中外胚層就像捏黏土一樣，透過一連串的扭曲重組後，才形成各個特定的神經組織。因此，不同的神經組織可能起源於同一細胞，這就是神經同源性（Homologous）。

例如，小腦與腦幹中的橋腦就屬於同源組織，當我們需要活化小腦時，可以利用活化橋腦達到活化小腦的效果。

又例如，大腦特定的皮質區域控管身體各個器官，因此透過活化身體特定部位的機能，也能達到活化鄰近目標大腦的目的。

而中醫的耳穴或是足底反射區的經絡按摩（圖1-5），也是透過神經同源性的概念進行治療。在「功能神經學」的治療中時常利用此一特性，來達到活化特定神經連結的效果。

例如，腦幹中的橋腦包括了第五、六、七、八對腦神經，由於小腦屬於發展同源的部位，臨床上，常見復健師利用彈力大球、盪鞦韆、溜滑梯等等，讓小朋友邊玩邊復健，無形中刺激第八對腦神經（前庭神經）來活化小腦，改善小朋友的平衡感。

認識神經代謝容忍度，才不會適得其反

一個弱化的神經細胞代表可以提供代謝的燃料比健康細胞少，當重複過度的刺激時，弱化細胞會因為缺乏燃料而失去功能。

因此，在訓練重建神經系統時，神經代謝容忍度（Neuron Metabolic Capacity）是一個很重要的考量因素，必須循序漸進，並且同時

提供足夠的養分（氧氣、葡萄糖）。

例如，要訓練一個馬拉松選手，並不是第一天就跑完全程，而是漸進式的慢慢增加距離和加快速度。因此，對大腦的活化復健運動也應該採用循序漸進，少量多次方式，避免超過神經細胞代謝的容忍度。

而對於長期中風的病人復健，如果過度的求好心切，給予過多或是強度太高的復健運動，超過了腦細胞的容忍度後，病人就會無法控制情緒而產生暴怒或是沮喪的現象，復健效果反而大打折扣。

圖 1-5：足底反射區透過神經同源性達到活化

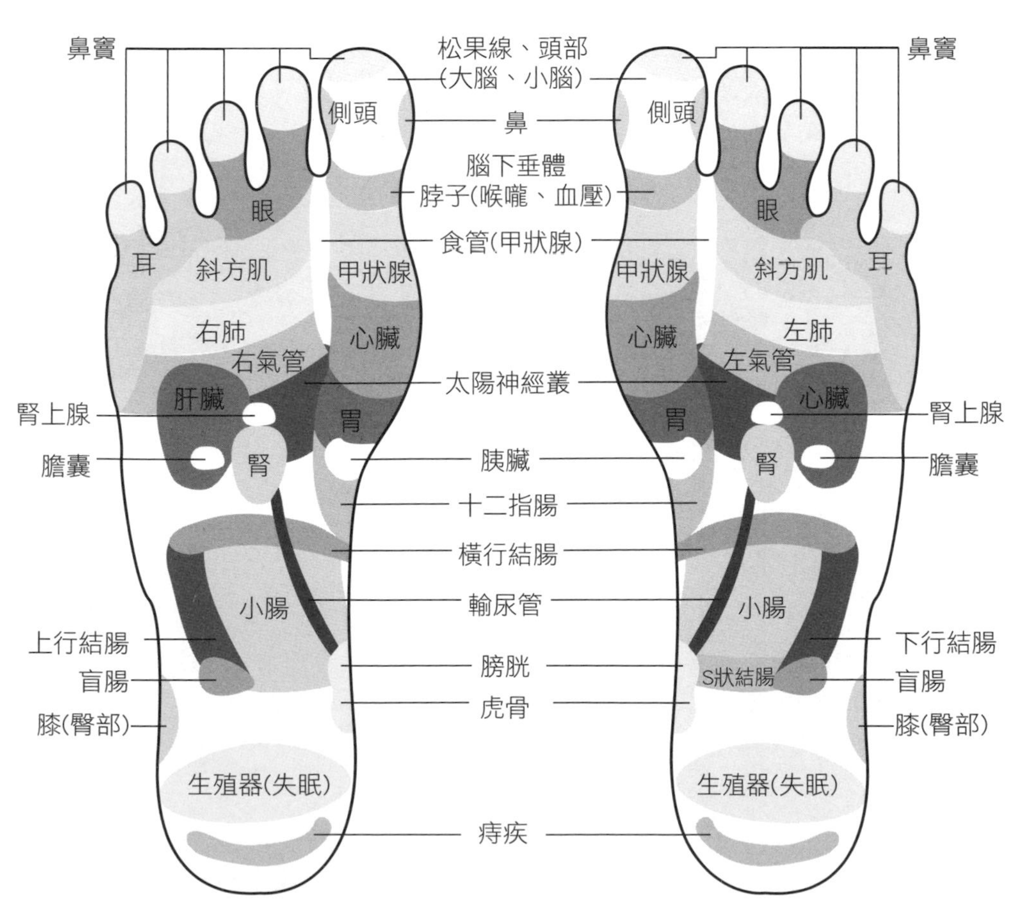

1-5

左右腦無時無刻都在變動、找平衡

人類大腦原本是具有較好的方向感、直覺觀察力和人際互動能力的。

然而，新世代的人類上述的能力明顯下降許多，那是因為對3C產品依賴取代了大腦的本能。

依賴科技產品，反而會弱化大腦

科技進步下，衛星導航取代地圖，各種網路APP等便利工具減少了面對面溝通的機會，讓現代年輕人愈來愈離不開3C產品。

然而，人腦會隨著外在環境的變化不斷的進行演化，才能使大腦能夠應付外在的環境壓力；現在反之，有時候卻反其道而行，3C的強大功能取代了人腦該做的事了。

誠如大家所知，在鄉下長大的小孩，由於生長環境有足夠的活動空間，整體來說具有較好的體能、平衡感和運動能力。

住在都會區的兒童，由活動空間受限，課業競爭壓力較大而有較多的靜態活動，不過也因此在課業上會有比較好的表現。

從上述這兩個事實得知，大腦會依據環境需求做改變，因此我們要做的，正是朝向活絡大腦的環境去做改變。

誠心建議在日常生活中，減少依賴衛星導航和通訊軟體，練習使用地圖促進方向感，增加實際人際溝通互動的頻率，甚至要營造特定的環境，像是多去大自然走走……，這些都是延緩大腦老化的有效方式。

性格特質，其實是來自於左右腦發展不均

人體大腦的運作會像一個交響樂團，左右腦對於訊號的處理靠著胼胝體來傳遞和協調，讓左右腦兩邊的訊息能不衝突的和諧運作。

如果任何一邊功能較差或是過於強勢，就會看到不諧調的大腦，就像交響樂團的成員都不遵從指揮，各自照著自己的節奏彈奏，這樣的音樂必定很吵雜，並且事倍功半，非常耗能。

大腦分為左右兩腦，左腦和右腦各有不同的功能，甚至還有不同的發展關鍵時期。

在〇至二歲是右腦的發展的關鍵期，對應到身體就是發展大肌肉、非語言的表情溝通。到了二至五歲是左腦的發展關鍵期，身體發展開始偏重小肌肉、精細動作、邏輯性的思考。五歲以後又再次發展右腦，如此左右腦依序輪替發展直到十歲。

因此，當大腦發育的特定時期遇到阻礙時，就會表現出各種問題，而這些問題如果沒有獲得改善，即便到了成人也持續存在。我們一般人可能會把這些問題視為天生的個性如此，其實不然。

尤其，在二歲前是右腦發展的關鍵期，當出現發展遲緩時，對於非語言的溝通產生困難，不太能理解別人表情背後所表達的情緒，或許還沒有嚴重到被診斷為自閉症或是亞斯柏格症的程度，周遭的人可能認為這個人很白目、不好相處。

實際上，是因為當事人本身對非語言的溝通能力比較差的緣故。

透過臉部、身體平衡和步態，可以判斷左右腦失衡程度

左右腦失衡時，會影響身體左右的肌肉張力的平衡，因此透過靜態臉部、身體的平衡觀察，和動態步態分析，可以判斷左右腦失衡的程度（詳見第三章）。

在「功能神經學」中，判別左右腦的失衡，是採取何種復健運動的重要依據。

一般人都會或多或少有左右不平衡的現象。但當大腦在退化時不會只有單側弱化，大腦會試圖的自動調整左右平衡，一般都會左右兩側輪流的弱化，就像踩階梯向下一樣，左右互換。

因此，在治療大腦弱化的病人，都會避免一成不變的只強化單側大腦，也會採取階梯式上樓的方式，在適當時期會轉換左右大腦的活化。

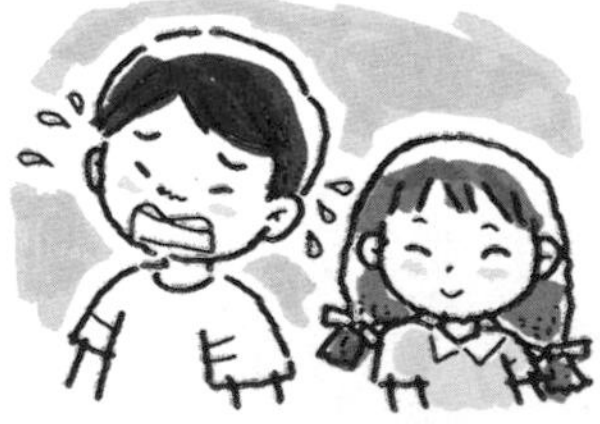

表 1-1：左右腦輪流弱化、失能、失衡一覽表

左腦弱化	右腦弱化
□小肌肉、精細動作較困難。例如：扣鈕扣、字跡潦草、寫字較慢	□動作不靈活、協調能力差
□握筆能力差	□肌肉張力低
□講話容易結巴、口齒不清	□走路、跑步姿勢怪異
□繪畫看圖能力差	□運動天分差
□學習彈奏音樂能力差	□容易出現不自主重複性和慣有小動作
□邏輯推理能力較差	□踮腳尖走路
□做事比較沒規劃	□容易情緒煩躁
□對於理解精密機械類能力差	□不喜眼神接觸
□味覺、嗅覺特別靈敏	□空間感不佳、容易跌跌撞撞
□喜歡被人摟抱、身體接觸	□缺乏平衡感
□聽力較差	□不喜歡與人身體碰觸
□容易有暈眩問題	□對疼痛不敏銳
□容易表現出過度的快樂	□喜歡碰觸東西
□容易生氣	□喜好清淡飲物
□喜歡嘗試新事物，但一下子就失去興趣、無法堅持	□挑食
□缺乏動機	□對聲音敏感
□容易內向、害羞	□情緒起伏大
□過度謹慎、悲觀	□容易擔心、恐懼
	□對於新環境容易適應不良
	□容易有負面、暴力的思想
	□面無表情、嚴肅
	□缺發肢體語言
	□缺乏同理心

左腦弱化	右腦弱化
☐ 無法享受生活樂趣 ☐ 孤僻 ☐ 自尊心容易受創 ☐ 過度在意別人對自己的看法 ☐ 做事推託、不積極 ☐ 不善與陌生人交談 ☐ 不喜歡寫作業 ☐ 不善於察言觀色 ☐ 不喜歡守常規 ☐ 無法聽懂過於繁複的指令 ☐ 不重視細節、下結論過於草率 ☐ 做事容易憑感覺，直覺式思考 ☐ 天馬行空 ☐ 分析能力差 ☐ 喜歡視覺式的記憶，例如圖像、影片	☐ 人際互動關係較差 ☐ 做事容易衝動、敢於冒險、不在乎危險性 ☐ 不能理解故事的重點 ☐ 比較不能了解笑話 ☐ 分配時間能力差，容易遲到 ☐ 注意力不集中 ☐ 有強迫性的思考和行為 ☐ 不合群，容易與人爭吵 ☐ 飲食不正常 ☐ 嬰兒時期發育不良 ☐ 喜歡重複模仿或發出一些無意義的聲音 ☐ 反社會傾向 ☐ 喜歡鑽牛角尖、一直重複問相同的問題 ☐ 舉止不合宜、行為失常 ☐ 在群體中容易被當成邊緣人 ☐ 說話語調沒有變化，像機器人講話 ☐ 比較沒有耐心 ☐ 擅長分析 ☐ 缺乏整體觀

左腦弱化	右腦弱化
□時間觀念差	□智商高，但表達能力差
□做事沒重點	□很早就能識字
□不喜歡閱讀說明書	□用死記方式學習
□缺乏創意	□喜歡冷門的研究主題
□喜歡自己動手做	□有創意
□閱讀障礙	□喜歡袖手旁觀，參與度不高
□幼兒時期對於辨別顏色、物體、字母等能力較差比較慢才會說話	□喜歡遵守規則
□愛做白日夢	□數理學科較差
□記憶力表較差	□容易過敏
□學業表現差	□有氣喘或濕疹
□智商測驗分數低於預期	□喜歡吃乳製品、麵粉製品
□語言能力較差	□容易便秘或腹瀉
□年幼有口吃	□心跳較快、血壓較高
□不擅長拼寫	□容易肚子餓
□容易有中耳炎	□有體臭、容易流汗
□容易長良性腫瘤	□手汗
□容易感冒、生病	
□尿床	
□心率不整	
□經常服用抗生素	

1-6

健康第一步，認識大腦發展進化

大腦發展的過程中，先發展出原始的大腦（Archicortex），而後依序發展出舊腦（Paleocortex）和新腦（Neocortex）。而三者在大腦的位置也是由內往外發展擴張，從最深層最內側的原始腦，依序往外為舊腦和新腦（圖1-6）。

我們必須先理解大腦的發展進化過程，就會知道什麼是無法改變的，又有什麼是借助後天努力可以力往狂瀾的。

原始腦：先天預設，行為經驗也難改變

原始腦（Archi Cortex）又稱為爬蟲腦，主要是包含腦幹。這部分腦的結構與功能類似於爬蟲動物的腦袋，故稱之為爬蟲腦（Reptilian Brain）。

腦幹位於大腦的深處，它控制反射與原始本能行為，負責維持生命基本功能及防衛反應，例如透過性慾達到生殖繁衍的功能、覓食、體溫控制、生殖、心跳、呼吸、打或逃跑的驚恐反應來維持生命。

由於原始腦是大腦裡最原始的一個，是先天的預設程式，更是先天具有的，所以很難從行為經驗中學習，運作過程宛如按程序自動化運行。例如，異性互相吸引產生性衝動，看到美食就會開始流口水、感到飢腸轆轆等等，這

是由於原始腦的反射作用。因此，當大腦退化時，原始腦是最後受到影響的腦，並且還是會保留功能。

了解這一個特點，我們就可以理解大腦退化的人會比較具有攻擊性、或是反社會傾向，主要原因就是由於原始腦失控。

此外，原始腦也包含了嗅球、嗅神經和大腦的嗅覺區主導嗅覺功能。因此，氣味經常可以驅動原始腦，產生生命的本能反應，例如特定的氣味可能就會誘發食慾或是性慾。

舊腦：掌控喜怒哀樂，也對氣味、聲音、光線敏感

舊腦（Paleo Cortex）的演化順序是次於原始腦之後，主要掌控原始情緒喜怒哀樂反應的邊緣系統（limbic system）；而邊緣系統包括海馬迴（hippocampus）、扣帶迴（Cingular Gyrus）、杏仁核（Amygdala）。

圖 1-6：大腦發展進化示意圖

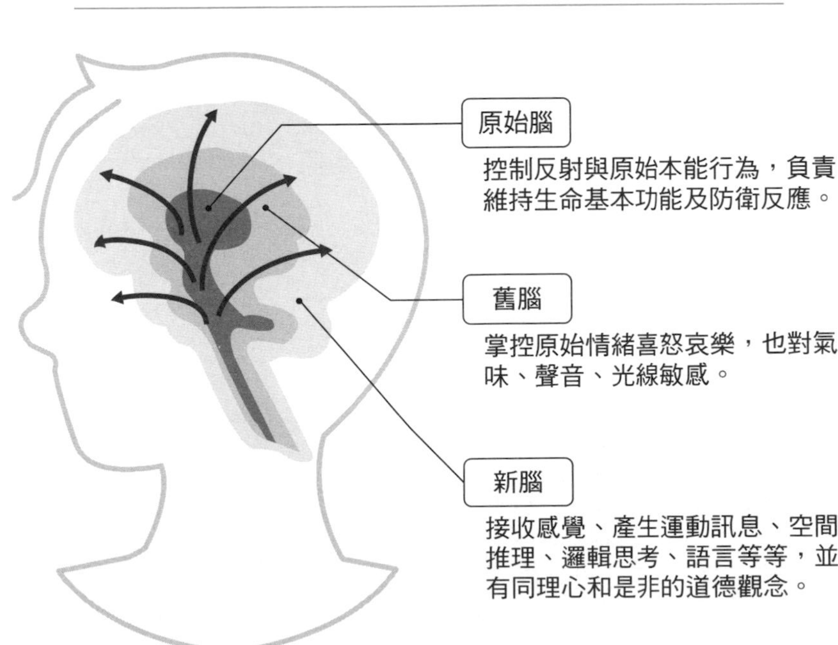
原始腦
控制反射與原始本能行為，負責維持生命基本功能及防衛反應。
舊腦
掌控原始情緒喜怒哀樂，也對氣味、聲音、光線敏感。
新腦
接收感覺、產生運動訊息、空間推理、邏輯思考、語言等等，並有同理心和是非的道德觀念。

由於原始腦的嗅覺系統與舊腦有很強的連結，因此利用香味的各種芳香療法，是很有效的轉換情緒方式。

另外，接收聲音和光線的中腦，與情緒中樞的邊緣系統也有很強的連結。所以，大腦退化的人常常由於強光和噪音引起強烈的情緒反應。或是長期沉迷於電玩、手遊的人，由於過度的聲光刺激，容易導致中腦退化，引發不適當的情緒反應，甚至脫序行為，近幾年越來越多的社會暴力攻擊事件，可能就與此有關。

新腦：全方位且有智慧

新腦（neocortex）是最後發展的大腦，具有「超越（抑制）原始本性」的功能。例如，接收感覺、產生運動訊息、空間推理、邏輯思考、語言等等，並有同理心和是非的道德觀念。

由於大腦的發育是依照原始腦、舊腦到新腦的順序，當在成長過程中，大腦某一發展階段由於某種因素（例如飲食、電磁波、污染等等）受到干擾時，就會造成後續大腦功能異常，即使到成年後依舊不會自動消失。

因此，要促進大腦的特定功能，就必須先協助讓原始腦的功能正常運作。也就是說，可能是誘發或抑制原始反射（primitive reflex），順利進展之後，才能再進行下一階段更高階的大腦整合運動。

例如，能夠正常直立的行走，看似理所當然，但是就必須先把原始腦產生的原始反射抑制後，接收並且整合包括視覺、本體感覺和前庭等各種感覺訊號，再協調肌肉啟動身體的肢體的動作。

也就是說，過程中必須經歷無數次的錯誤修正，最後才能達到行走的功能。

大腦小教室

長期吃抗憂鬱藥，竟平衡變差、行動不便

是治病？還是致病？

年約四〇歲的林小姐，是一位家庭主婦，被診斷有產後憂鬱症，長期吃抗憂鬱症的藥物。

沒想到兩年後，開始產生暈眩、四肢無力、注意力不能集中、記憶力變差，甚至站立平衡變差，導致行動不便。

遍訪各科名醫後，狀態依舊不見改善。透過「功能神經學檢測」後發現，林小姐的內耳右後半規管訊號異常，導致右小腦和左大腦的連鎖退化反應。我教她簡單的半規管活化運動，林小姐立即感到症狀的緩解。

在過往的行醫經驗中，尤其是慢性疼痛的病人，如果只是針對疼痛的部位頭痛醫頭、腳痛醫腳，通常治癒病人的機率不到五〇%。

「功能神經學」直接找出病因

原因出在大部分的慢性疼痛的病人，疼痛的部位和真正問題點並不是同一部位。由於疼痛的感覺是大腦的認知，在痛覺傳遞的過程中，從最尾端的感覺接收器到最後的大腦感知，當一個環節出錯，大腦都會產生錯覺。

就像一顆燈泡不亮時，應該不能直接認定是燈泡的問題，也有可能是停電、插頭接觸不良、電線被老鼠咬壞了。因此，要讓燈泡亮起來就應該先釐清是哪個環節出錯，再針對問題解決。

但是，現在常見的治療方式就是一直重複的換燈泡，期待奇蹟出現燈炮自己會亮起來；或是吃止痛藥把症狀直接壓制，病人暫時不再抱怨疼痛，就功德圓滿了。

這就像火災時警報器響起時，直接把警報器關掉，即使火還是一直燒，只要警報器不響就覺得沒事了。

「功能神經學」就是嘗試著找出神經系統線路的問題，直接針對問題加以改善解決。

1-7

層層分工縝密的大腦神經系統

人體神經系統的連結就像一棟高達八層樓的公寓，每一樓層的神經構造，都有特定的功能，當特定樓層有問題時，臨床上會產生不同的表象。「功能神經醫生」就像人體的水電工，透過各種蛛絲馬跡找出神經線路的問題。

大腦神經系統既分工又合作

大部分早期的神經退化都能透過此類檢查找出問題所在，並針對問題設計出特定的治療方式，刺激弱化的神經細胞，進而加強神經線路的連結。

「功能神經學」主要是要找出這棟八層樓公寓的人體神經系統連結的確切出問題樓層（圖1-7）。以下就來介紹大腦神經系統的樓層分類，從一樓到最頂樓八樓依序如下：

第一層樓：感覺接受器（endorgan），例如肌肉纖維的肌梭、身體的各種感覺接受器

第二層樓：周邊神經（Peripheral Nerve）

第三層樓：脊髓（Spinal cord）

第四層樓：腦幹（Brain Stem）：十二對腦神經的所在

第五層樓：小腦（Cerebellum）

第六層樓：基底核（Basal Ganglion）

第七層樓：丘腦（Thalamus）

第八層樓：大腦（Cortex）

第一層樓：感覺接受器
接收全身色香味觸痛等訊號傳遞

大腦透過各種遍布全身不同的感覺接受器所傳來的訊息，經過大腦加以解讀後，便能得知身體與環境互動後所處的狀態。每種接受器會接收特定的頻率，而且接收訊號必須超過一定的強度，訊號才會往大腦傳遞。

例如，當空氣中特定香味的分子超過一定濃度後，我們才能聞到氣味；視網膜的柱狀和椎狀細胞能夠接收特定顏色波長的光線，讓我們能感知外界繽紛的色彩；皮膚具有溫度接收器，能讓我們能感知外界的溫度；透過觸覺接受器，能感知物體表面的粗細；痛覺接受器，能在身體受傷時產生疼痛的訊號。

圖 1-7：大腦各部位功能示意圖

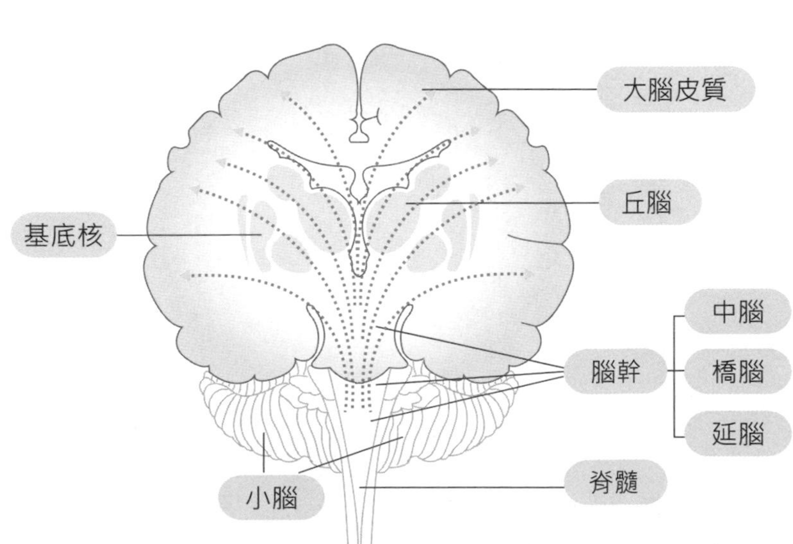

但是，要讓大腦能夠正確的解讀訊號，就必須先確保傳遞訊息的每個環節都在健康運作的狀態。

例如，糖尿病患者由於長期血液末稍循環不佳、缺乏養分，導致手腳末稍感覺接受器和周邊神經退化，訊號無法往上傳達，失去了觸覺和痛覺。因此，常常有足部受傷而不知的情況，甚至置之不理，導致感染截肢的下場。

第二層樓：周邊神經系統感覺與運動神經的傳令兵

周邊神經扮演著傳令兵的角色，負責末端組織器官與脊髓之間的訊息傳遞，分為感覺神經和運動神經（圖1-8）。

感覺神經把最尾端感覺接受器傳來的訊號往脊髓傳達，運動神經則是把來自脊髓的指令傳遞到末端的肌肉、血管等組識，下達產生相對應的動作（圖1-9）。

第三層樓：脊髓受損後無法再生，反射能力的前線指揮官

從脊髓以上的神經構造屬於中樞神經系統，中樞神經系統在受損後不具有再生能力，因此脊髓損傷的病人會永久喪失某些功能，常常必須使用輔具，例如輪椅、拐杖、肢架來完成日常功能。

脊髓就像前線指揮官，具備有低階的決策能力，也就是反射能力。

例如，當腳底踩到鐵釘等尖銳物，透過脊髓直接反應（反射）可以立即把腳收回，或是手指碰到滾燙物體時，能夠立即縮回，避免被燙傷的危險。如此一來，爭取了反應的時效性，不用事事往上呈報等待大腦下達指令，分擔了大腦的工作負荷。

圖 1-8：人類神經系統分類

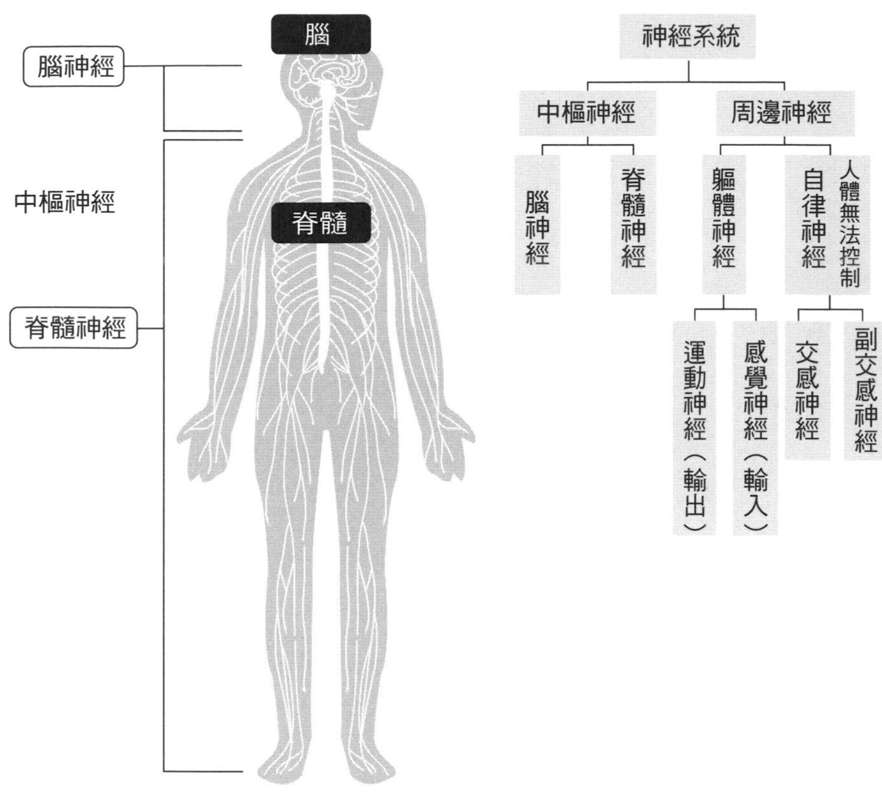

圖 1-9：神經系統的運作模式

中樞神經系統：協調統合資訊

周邊神經系統：將訊息（感覺）輸入、將訊息（運動）輸出

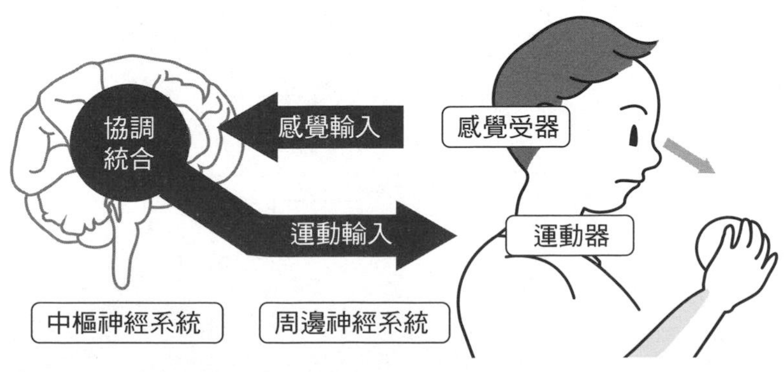

第四層樓：腦幹
處理所有神經訊息的中繼站

腦幹由下往上包含延腦（medulla）、橋腦（pons）、中腦（midbrain），整體而言是一個處理所有神經訊息的中繼站，總共包括十二對腦神經（圖1-10、1-11）。

在臨床上，我們可以將腦幹視為大腦的窗戶，透過觀察腦幹中的十二對腦神經功能，可以讓我們得知大腦的健康狀態。例如，透過比較左右鼻孔單側對氣味靈敏的程度，可以推估左右腦前額葉活躍的程度，利用完整十二對腦神經功能的檢視，讓我們可以對大腦的狀態有清楚的掌握。

但近幾年發現有「第零對腦神經」，動物在求偶過程中，釋放了吸引異性的費洛蒙在空氣中，即使很遠的距離，也能在鼻子吸入後，感知空氣分子中的費洛蒙訊息，再透過第零對腦神經將訊號傳遞到原始腦，引起性衝動的原始

圖 1-10：腦幹的組成

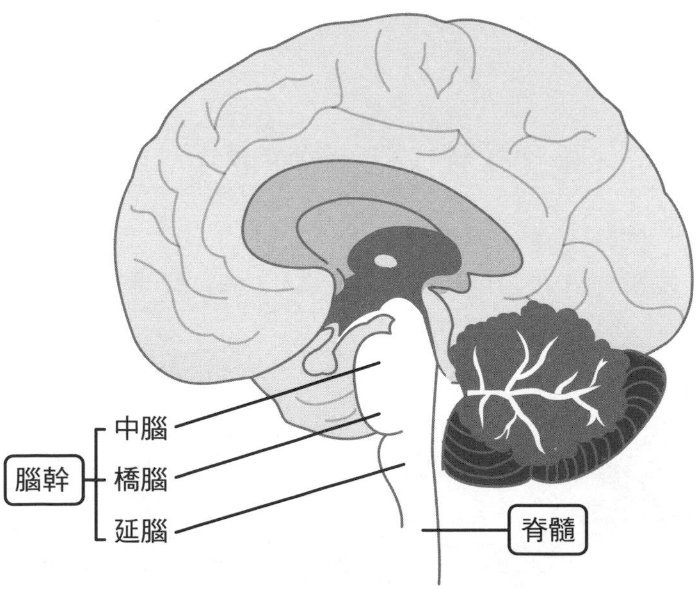

圖 1-11：十二對腦神經功能

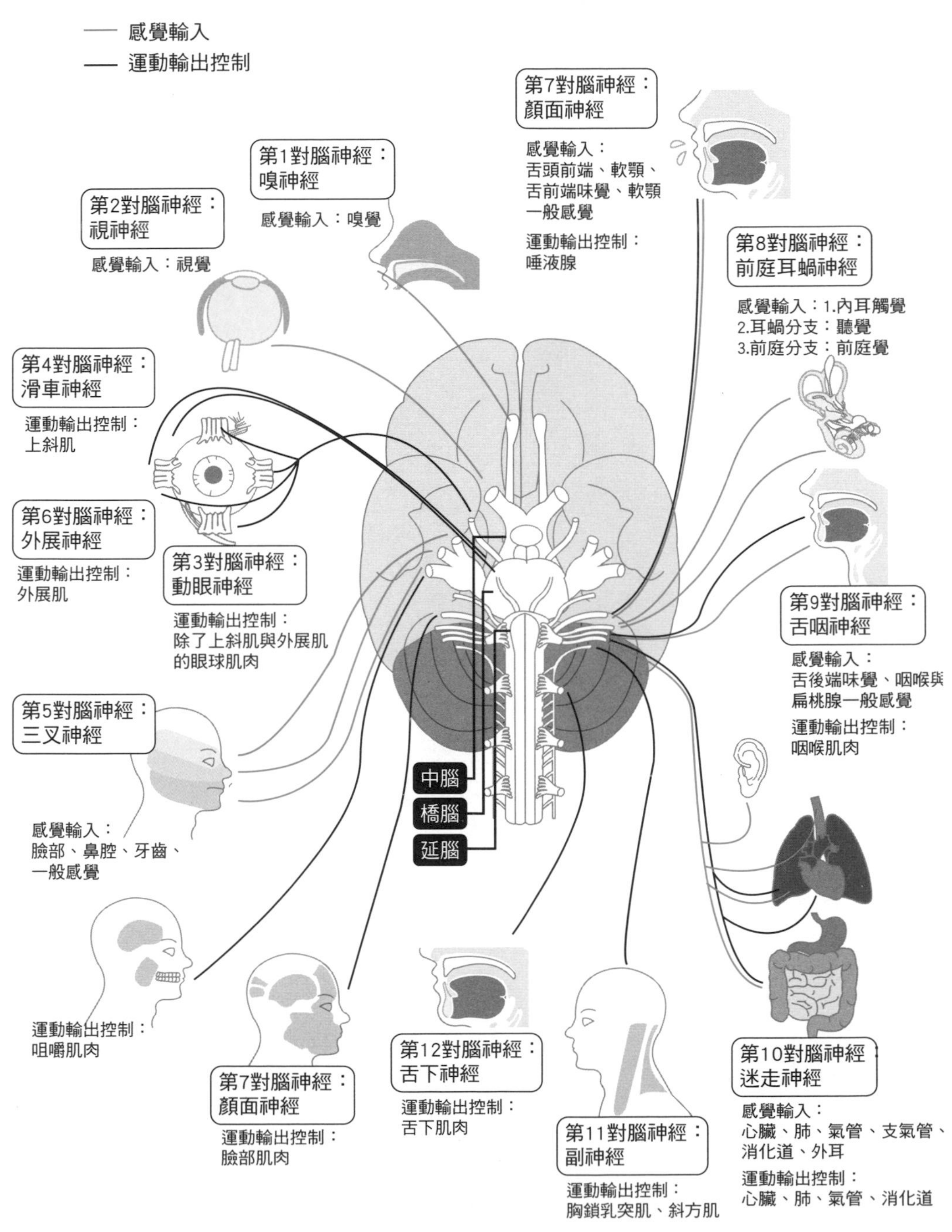

感覺輸入
運動輸出控制
第7對腦神經：
顏面神經
感覺輸入：
舌頭前端、軟顎、
舌前端味覺、軟顎
一般感覺
運動輸出控制：
唾液腺
第1對腦神經：
嗅神經
感覺輸入：嗅覺
第2對腦神經：
視神經
感覺輸入：視覺
第8對腦神經：
前庭耳蝸神經
感覺輸入：1.內耳觸覺
2.耳蝸分支：聽覺
3.前庭分支：前庭覺
第4對腦神經：
滑車神經
運動輸出控制：
上斜肌
第6對腦神經：
外展神經
運動輸出控制：
外展肌
第3對腦神經：
動眼神經
運動輸出控制：
除了上斜肌與外展肌
的眼球肌肉
第9對腦神經：
舌咽神經
感覺輸入：
舌後端味覺、咽喉與
扁桃腺一般感覺
運動輸出控制：
咽喉肌肉
第5對腦神經：
三叉神經
感覺輸入：
臉部、鼻腔、牙齒、
一般感覺
中腦
橋腦
延腦
運動輸出控制：
咀嚼肌肉
第7對腦神經：
顏面神經
運動輸出控制：
臉部肌肉
第12對腦神經：
舌下神經
運動輸出控制：
舌下肌肉
第11對腦神經：
副神經
運動輸出控制：
胸鎖乳突肌、斜方肌
第10對腦神經：
迷走神經
感覺輸入：
心臟、肺、氣管、支氣管、
消化道、外耳
運動輸出控制：
心臟、肺、氣管、消化道

駝背、畏光、怕吵，都是中腦退化徵兆

以常見的帕金森症來舉例說明中腦退化對我們的影響。中腦的退化會造成多巴胺分泌不足，後續導致大腦基底核的退化。

而源自中腦的第三、四對腦神經，是我們控制眼球的上下移動肌肉，因此當中腦退化的同時，常造成眼球位置偏高，但人體因為習慣直視水平的正前方，因此就會反射性的產生駝背的現象。

另外，由於中腦是人體接受光線和聲音的區域，也是甦醒中樞的所在，而中腦是直接連結到大腦的原始情緒中樞，所以當中腦開始退化時，容易產生下列幾項症狀：畏光、怕吵、比以前容易發脾氣、情緒出現暴衝的現象、失眠、淺眠。

因此，我們可以從生活中的一些評量事項來推論，當大腦神經系統有問題的區塊，並針對這些區塊和透過特殊卻簡易的調校運動來導正或阻止大腦退化。

例如，前庭系統調校運動，就是藉由整合眼球、內耳前庭系統與深層脊椎肌群，來幫助我們達到強化腦幹和大腦、穩定情緒、保持脊椎正常的曲線，甚至活化神經迴路，以及達到延緩大腦老化的目的（參見第一七二頁）。

這些調校運動雖然是一些看似簡單的小動作，但若能持之以恆，就能看到明顯的效果。

前庭系統
調校運動

反應。

對人類而言，第零對腦神經已經退化，但仍可在接收嗅覺的第一對神經找到殘留痕跡，至於是否還有接收異性費洛蒙的功能，就不一定了。例如，身體散發出的體味，對同性而言，覺得是體臭；但對異性而言，彷彿是種莫名的吸引力。有些香水製造商，就是依據此原理，在香水中加入體味，至於效果如何，就因人而異了。

第四層樓之一：中腦
主要功用在於增強交感神經訊號

由於中腦與接收光和聲音，以及掌管原始情緒的中樞有很強的連結，因此主要功用在於增強交感神經訊號。

中腦內有甦醒中樞，對二氧化碳濃度和疼痛很敏感，能使人保持清醒狀態。同時，也是分泌多巴胺的主要部位，當中腦退化時，會造成多巴胺分泌不足，導致帕金森氏症。

在中腦上緣的第一對腦神經主管嗅覺，第二對腦神經主管視覺；中腦內的第三對腦神經控制瞳孔收縮；而第三、四對腦神經主要控制眼球上下移動的肌肉。

第四層樓之二：橋腦
增強副交感神經訊號

橋腦在神經系統發展與小腦是同樣的來源，所以橋腦與小腦有著緊密的關係，位置上來說小腦位於橋腦的正後方，很多進入橋腦的訊號，都會再進入小腦進行整合。

針對幼兒發展遲緩，治療師會運用運動大球、溜滑梯等等感覺統合，主要就是活化橋腦的前庭神經系統，達到活化小腦與大腦的發展。

橋腦主要功能在增強副交感神經訊號，並具有能發出抑制疼痛神經傳導物質的神經核

（Raphe Nucleus、locus caeruleus），所以透過活化橋腦也能幫助我們降低疼痛感。

橋腦中的第五對腦神經是「三叉神經」，主要在掌管臉部與頭部的感覺，控制下顎肌肉的咀嚼活動（圖1-12）。

三叉神經將訊號傳至腦幹中的三叉神經核，三叉神經核具有整合頭部感覺、下顎咬合、上頸部肌肉、腦血管收縮。因此當三叉神經核所支配的任一個環節出現問題，就會引起全面性反應症狀，例如直接導致顳顎關節疼痛、上頸部肌肉緊繃，頸部疼痛、腦部血管收縮導致缺氧產生偏頭痛、眼球疼痛，間接影響前庭神經核導致姿勢控制不良，改變呼吸狀態並導致長期缺氧。

因此，如果你有長期偏頭痛、肩頸痠痛、顳顎關節的問題，可以諮詢你的牙醫是否是咬合異常所引起的。相信透過咬合矯正，排除顳顎關節壓力，或許就能解決這些問題。

第六對腦神經是「外展神經」，主要負責控制眼球往外側移動的肌肉。

第七對腦神經是「顏面神經」，接受耳朵後方皮膚的感覺，可以控制臉部表情和肌肉，也掌管了舌頭前三分之二的味覺，控制我們淚液、唾液和鼻涕的分泌。另外，顏面神經也同時接收喉部軟顎和部分鼻腔的感覺訊號神經。

第八對腦神經是「前庭耳蝸神經」（vestibul-ocochlear nerve），包含前庭神經覺和耳蝸聽覺兩條神經分支，前庭覺會將頭部相對的三度空間位置與動作狀態的訊息傳至橋腦的前庭神經核，經過整合之後來調控眼球動作肌肉和深層脊椎肌肉。例如天旋地轉的感覺、長期姿勢不良、脊椎側彎都是跟前庭神經異常有關。

聲音透過音波震動內耳的聽骨，刺激耳蝸內的纖毛細胞產生神經衝動，沿著耳蝸聽神經，將訊息傳送到橋腦，最終到達大腦皮質產生對聲音的解讀。

第四層樓之三：延腦
人體主要生命中樞

延腦包含了第九、十、十一、十二對腦神經，是我們主要的生命中樞，可以控制心跳、呼吸、消化系統、吞嚥和打噴涕等行為。

自律神經失調引起的血壓升高、心跳加快、消化不良，就是延腦調控出現問題所引起的。

第九對腦神經又稱「舌咽神經」，是屬於混合神經，它由運動神經支配咽部肌肉和感覺神經負責傳遞舌後三分之一的味覺（苦味）以及咽部的感覺，並且經由腮腺控制唾液分泌，還會與迷走神經一起調節血壓和心跳。

因此，失去對苦的味覺時，很有可能是第九對腦神經發生問題。相對的，當對甜味、酸味失去感覺時，可能代表第七對腦神經發生問題（舌頭前端）。

第十對腦神經是「迷走神經」（Vagus Nerve）負責接受來自會咽的特殊味覺輸入；支配喉部和咽部肌肉，控制發聲肌肉、軟顎和共振，幾乎所有的胸、腹部和內臟的副交感神經都是由它掌管，藉此調節心跳、呼吸、消化系統、泌尿系統。迷走神經是調控自律神經系統最重要的神經，因此，想要平衡或治療自律神經失調，都必須透過迷走神經的活化。

第十一對腦神經是「脊髓副神經」，主要控制頭部轉動和聳肩，負責支配胸鎖乳突肌和斜方肌。

第十二對腦神經是「舌下神經」，支配舌部肌肉的運動和舌部肌肉的感覺。

圖 1-12：三叉神經痛與偏頭痛、肩頸痠痛關係

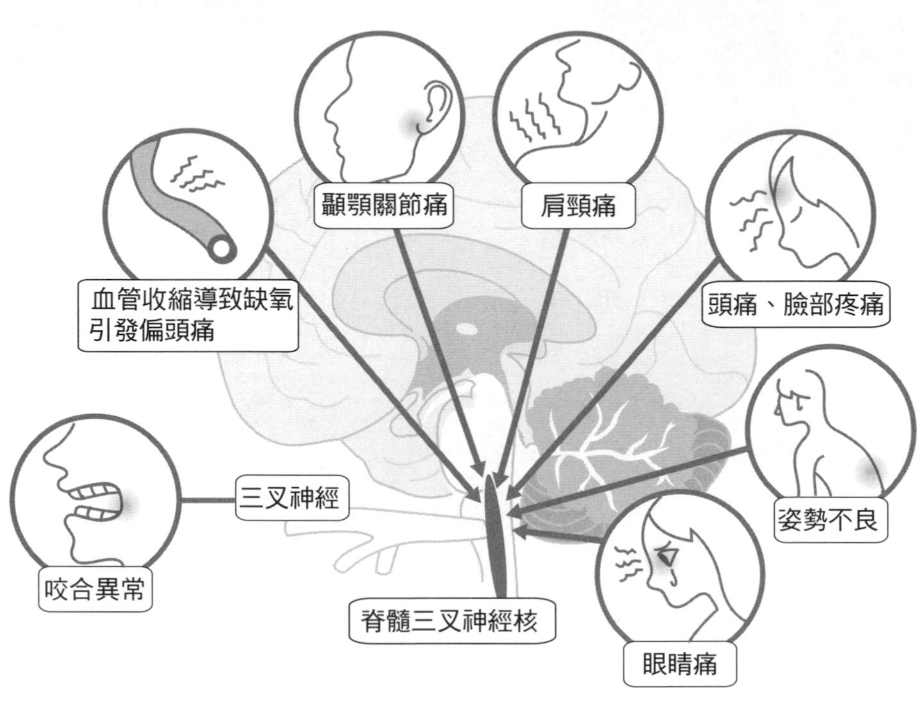

大腦小教室

第五對腦神經「三叉神經」，可能引發偏頭痛、肩頸痠痛

林先生是三十二歲國小老師，長期有偏頭痛和肩頸痠痛的問題，經過檢查發現他牙齒咬合左右不平均，下巴內縮，控制咬合的顳顎關節活動度受限，導致嘴巴無法完全張開。

經過徒手治療放鬆顳顎關節，並且轉介到牙醫診所進行牙齒咬合評估和矯正，林先生頭痛和肩頸痠痛的症狀在兩個星期後已經大為緩解。

這是因為長期牙齒咬合不良，導致下巴的顳顎關節和牙床壓力異常，異常的訊號透過三叉神經傳送到脊髓三叉神經核從腦幹延伸到頸椎上緣，改變了脊髓三叉神經核對相關器官控制。

第五層樓：小腦
扮演訊號中繼站、整合與協調角色

小腦在神經系統主要是扮演訊號中繼站、整合與協調訊息的潤滑劑角色。

將大腦想要執行的指令加以修正優化，讓身體動作更加平順協調也將身體肌肉狀態的訊息傳達至大腦，隨時監控調整。

小腦本身也有類似大腦發展演化的新舊區別。其位置也是由內而外逐步發展，依序為前庭小腦、脊髓小腦、大腦小腦，不同位置負責處理不同身體部位的訊號。接下來，我會一一介紹主要功能（圖1-13、1-14）。

第五層樓之一：前庭小腦
處理身體平衡與空間定位功能

前庭小腦（Vestibulocerebellum）位於小腦的最內側。屬於小腦最早期發展的區域，處理視覺和前庭系統的訊號，保持眼球移動的平順，並能維持身體平衡和空間定位功能。

第五層樓之二：脊髓小腦
穩定脊椎核心肌群穩定與同側肢體協調性

脊髓小腦（Spinocerebellum）接受來自脊椎的肌肉訊號，保持脊椎核心肌群動作的穩定性，負責控制同側肢體動作的協調性。

第五層樓之三：大腦小腦
協同大腦處理認知功能的進行

大腦小腦（Cerebrocerebellum）又稱為新小腦（Neocerebellum），位在小腦最外側，這是最晚發展的小腦區塊。

大腦小腦主要負責處理與大腦往來的訊號，預期發生的動作或意念，或對已發生的動作進行回饋、校正微調，與大腦協同進行認知功能的處理。

另外，此區同時對應到手指精細動作的整合。透過手指的操作學習活動，例如彈鋼琴、珠算，都是有效強化大腦認知功能的方式。

因此，小朋友學習樂器彈奏時，小提琴偏重手肘的運動，鋼琴則是偏重手指的運動，對於活化大腦而言，相對的比較有效果。

第六層樓：基底核
動作、意念和情緒的紅綠燈

基底核（Basal Ganglion）透過內部的直接通路（direct loop）和間接通路（indirect loop）兩條迴路的調控大腦訊號。簡單而言，基底核是控制紅綠燈開關的地方，紅燈停綠燈行，當基底核發出紅燈訊號時，動作、意念和情緒就會受到壓抑。一旦綠燈開啟時，動作、意念和情緒就得以釋放（圖1-15）。

大腦在控制基底核的主要神經傳導物質是GABA（Gamma Amino Butyric Acid，γ-胺

圖 1-13：小腦演化示意圖

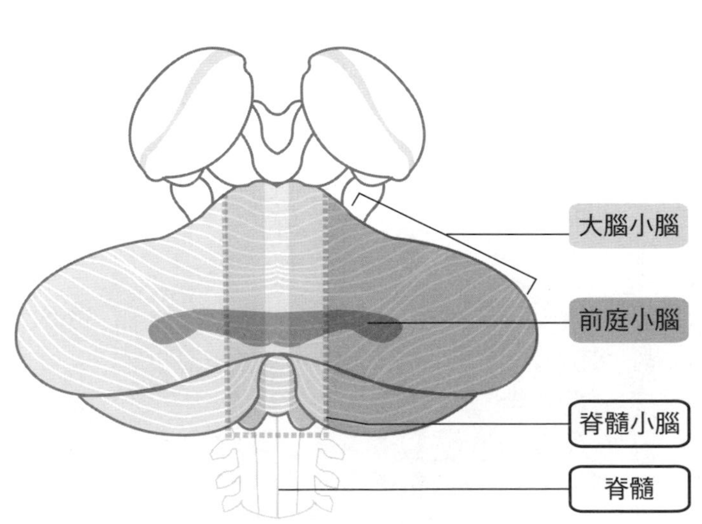

基丁酸的簡稱）和多巴胺（Dopamine），當缺少GABA時，開啟紅燈訊號（indirect loop）發生困難，人體就會產生一些不自主的抽搐作（Tics）或是發出聲音，甚至不自主的講髒話，例如妥瑞氏症。

當缺乏多巴胺時，則是綠燈啟動（direct loop）困難，動作就會產生僵硬和啟動困難，像帕金森氏症就是典型的範例。也因此，我們常看見帕金森症患者面無表情而嚴肅，很難開始和停止一個動作。

由於基底核細胞屬於高耗能細胞，容易受到環境影響而退化，也是病毒喜歡攻擊的目標。當基底核內的神經核遭受攻擊時，患者經常會產生身體不自主的扭曲、抽搐、痙攣等現象。

圖 1-14：小腦主要功能剖面示意圖

小腦位於大腦的下方，它的體積跟一個柳丁差不多大。但是它的神經細胞的總數，卻占整個腦部約50%以上。

小腦不同區塊負責協調身體不同部位。

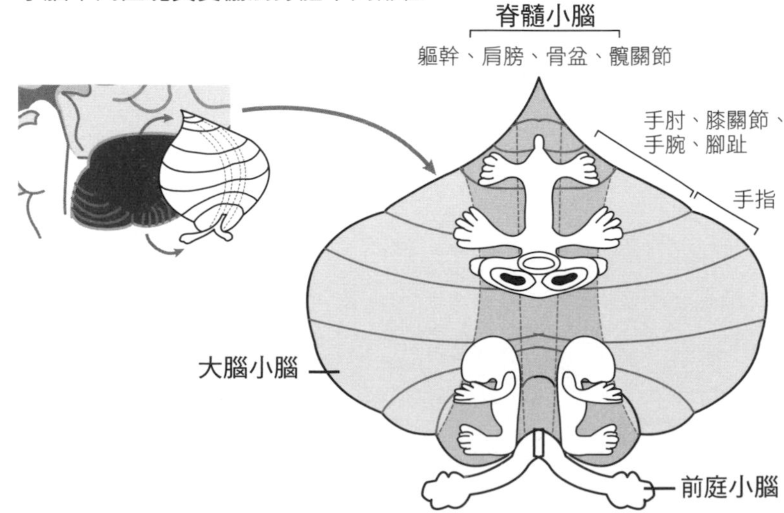

圖 1-15：基底核、丘腦、杏仁核位置圖

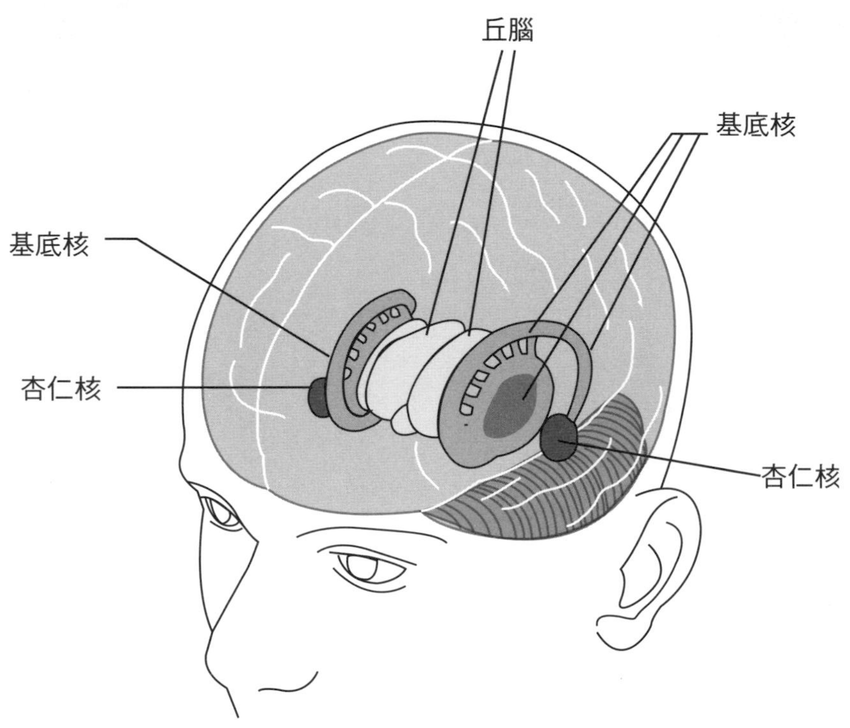

第七層樓：丘腦
過濾視覺與聽覺的通道

所有感覺除了嗅覺以外要進入大腦之前，必須先經過丘腦（Thalamus），不同的刺激訊號會在丘腦的不同區塊進行整合後才進入大腦（圖 1-16）。

視覺訊號會停留在丘腦的外側膝狀體 LGB（Lateral geniculate Body），而聽覺訊號會先停留在丘腦內側膝狀體 MGB（Medial Geniculate Body），整合後再進入大腦。

丘腦扮演大腦秘書的角色，先過濾所有訊號才能上傳到大腦。因此，在臨床上如果因為中風引起的丘腦損傷就有嗜睡、短暫的失去意識、喪失記憶、喪失感覺、情緒冷漠、語言困難、視覺障礙。

圖 1-16：丘腦所在位置

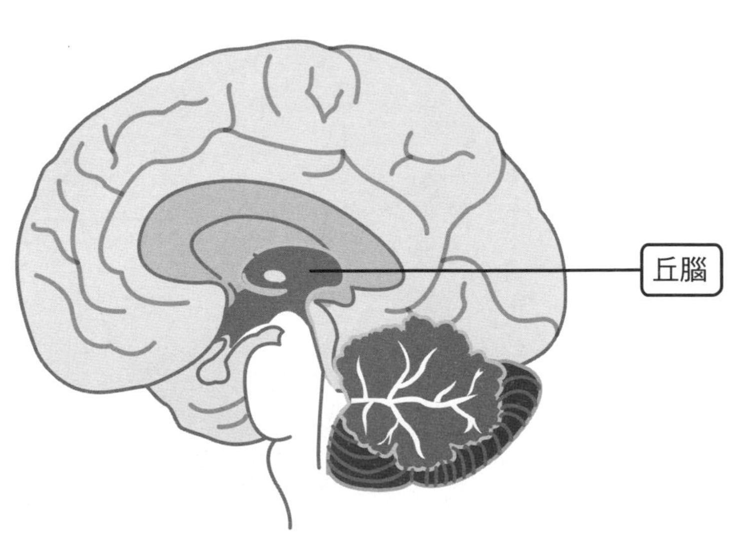

第八層樓之一：大腦前額葉，具理性思考力，人與動物最大的差異所在

大腦分為左右兩邊左右腦，藉由胼胝體相互溝通（圖1-17），左右腦的功能主要在各皮質區運作，各包含了前額葉、頂葉、顳葉、枕葉，以及位於大腦深層的邊緣系統（圖1-18）。

前額葉又稱為新腦（neocortex），顧名思義就是在演化過程中比較晚發展出來的大腦區塊。

人類大腦與其他動物最大的差異在於人類具有高度發展的前額葉，讓我們能夠具有理性思考的能力與高尚的道德情操。

前額葉除了負責理性邏輯思考外，同時也負責驅動眼球的快速移動。在臨床上，也可以透過觀察眼球的移動品質來評估前額葉的狀態。

另外，由於前額葉為特定的區域負責特定的功能，因此也可以透過臨床的症狀觀察，來區分特定區域的狀態。

圖 1-17：胼胝體所在位置示意圖

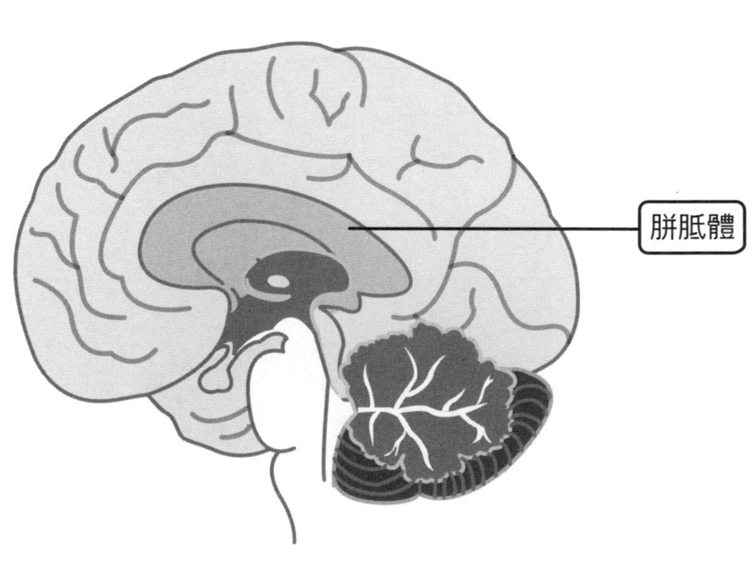

受到影像，會經過視神經交叉作用，將影像上下左右翻轉後，成像在枕葉。

也就是說，影像訊號繼續從枕葉經過兩次的九〇度旋轉轉正後到達前額葉，這也是為什麼我們看到的是正面影像而非倒影。

當枕葉出現問題時，就可能會產生一些視覺障礙，例如眼冒金星，甚至無法看到物體。

第八層樓之五：邊緣系統
懷念媽媽味道的情緒記憶樞紐

邊緣系統（Limbic system）位於大腦內側深層，主要包含海馬迴（Hippocampus）及杏仁核（Amygdala）在內（圖1-19）。

邊緣系統支援多種關於情緒、行為及長期記憶等的大腦結構。

這種被描述為邊緣系統的腦部結構，與嗅覺神經核非常接近，因此嗅覺的刺激很容易引起情緒和長期記憶的反應。也因此，許多人都會有聞到小時候熟悉食物的味道時，很容易就會勾起兒時的回憶。

另外，接收聲音與光線訊號的中腦，與邊緣系統有很強的連結。

尤其中腦有退化跡象的人，對噪音與光線特別敏感，很容易誘發出情緒暴衝的反應。

圖 1-18：大腦功能既分工又合作

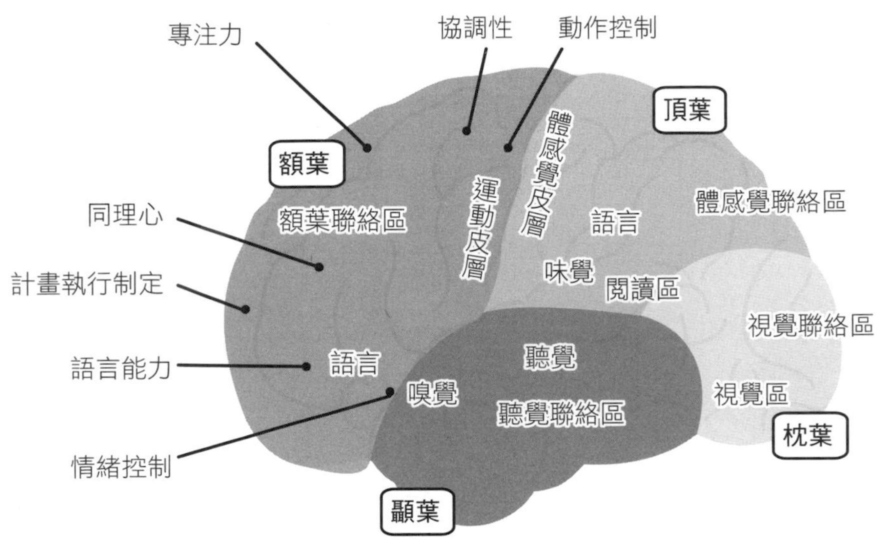

圖 1-19：大腦邊緣系統所在位置

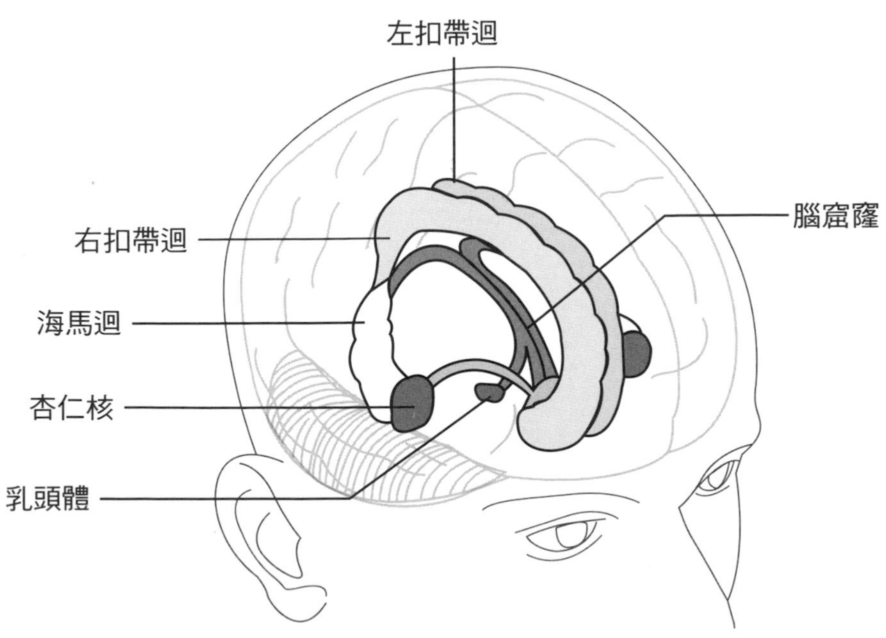

Chapter 2

大腦養生術

大腦決定健康，因此平時就要趨吉避凶。維持健康大腦最有效的作法就是吃好油，油脂攝取的質與量直接影響大腦的運作，並且要供應足夠的氧氣與葡萄糖。

千萬不要做大腦不喜歡的事，要切實避開傷腦的食物過敏原、環境荷爾蒙，以及遠離3C產品及人造電磁波等恐怖影響。

總之，能為大腦做的養生好事很多，這些同時也是現代人必做的健康生活守則：多運動不可少、減少生活壓力、低碳水高油脂飲食、生酮飲食，尤其大推間歇性斷食。

2-1 大腦一怕缺氧、二怕缺糖

葡萄糖和氧氣是腦細胞所需要的基本養分，原則上必須供應充足，但過多或過少都不行，因此必須確認腦細胞養分供應是在最佳狀態。

供氧不足，造成的全身病症多
缺糖導致蛋白質堆積，傷害大腦神經元

末稍循環不良會導致細胞氧氣供應不足，直接影響了大腦的功能，加速細胞退化。

臨床上，常見的缺氧原因包括：貧血、睡眠呼吸中止、長期嘴巴呼吸、慢性阻塞性肺病（COPD）等長期肺部呼吸問題，甚至肺氣腫、氣喘，也會造成腦供氧不足。

低血糖常見的症狀則包括：手腳冰冷、正餐前感到焦慮恐慌引起過度換氣、極度的飢餓甚至身體發抖、早上必須依賴咖啡因飲品、下午兩三點必須吃點心等。

血糖過低的患者，無法讓腦細胞獲得足夠的葡萄糖，造成腦細胞退化。由於大腦和身體四肢都屬於身體的末端，低血糖患者由於血液末稍循環不佳，會造成手腳冰冷的現象。

因此，如果你有手腳冰冷的現象，表示此時血液中的葡萄糖無法滿足身體末端的需求，包括你的大腦細胞。

長期葡萄糖供應不足，導致細胞死亡後，便會釋放出大量蛋白質，並且堆積在附近的大腦神經元，更多的腦細胞因此相繼死亡，於是造成大腦退化（圖2-1）。

大腦小教室

大腦也怕糖太多

油脂代謝過程中，身體的血糖必須維持穩定，不會像碳水化合物和蛋白質一樣需要身體分泌胰島素。過多的胰島素容易造成血管發炎和老化。

血糖不耐或是糖尿病患者，甚至是阿茲海默症的患者，常由於血糖堆積在血管無法進入腦細胞（因胰島素發生阻抗），容易造成微血管退化；同時，腦細胞由於長期缺乏養分，加速腦細胞退化與死亡，造成蛋白質堆積，擴大了腦細胞退化的區域的惡性循環。

因此，愈來愈多的研究顯示，阿茲海默症與血糖不耐症有關，因此被稱為三型糖尿病。

圖 2-1：大腦怕缺糖、也怕糖太多

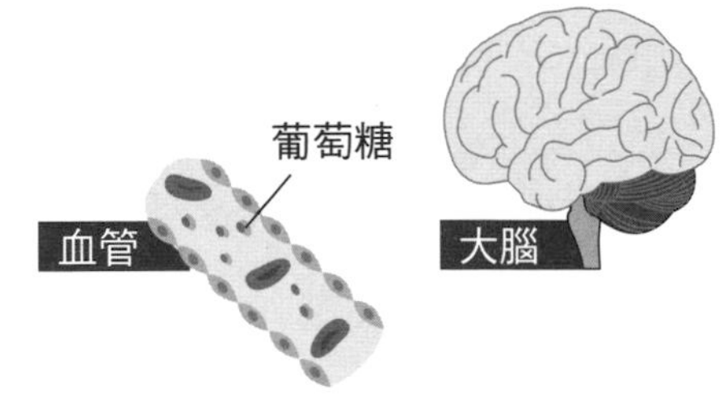

● 葡萄糖
Y 胰島素

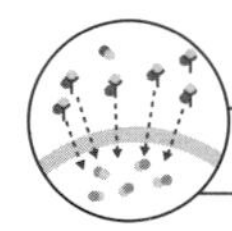

正常

胰島素和血糖順利結合，順利將葡萄糖帶入細胞。

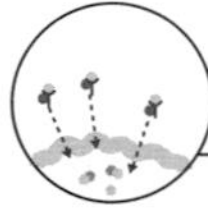

低血糖

身體無法製造足夠的葡萄萄，就沒有辦法帶給細胞養分。

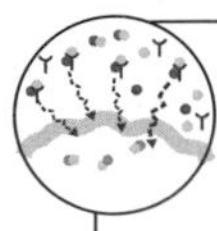

高血糖、高胰島素，產生胰島素阻抗

胰島素結合血糖後，細胞不讓葡萄糖進入，產生所謂的胰島素阻抗；於是，身體被迫分泌更多的胰島素，想強行將葡萄糖帶入細胞，如此惡性循環，就造成高血糖、高胰島素的糟糕情況，最後倒楣的大腦細胞，當然無法獲得燃料。

2-2 飲食要抓得住大腦的營養喜好

油脂在身體分解後能轉化成酮體（keystone），而大腦細胞代謝酮體的效率更勝於葡萄糖，產生的自由基也比較少，細胞的負擔因此相對比較低。

研究顯示，高油脂的生酮飲食，對於癲癇患者有顯著的幫助。

大腦不愛精製澱粉和精製糖，最愛好油

低碳水飲食或是生酮飲食都具有穩定血糖的效果，日常生活中低碳水飲食相對容易執行。

眾多碳水化合物食物，尤其是精製加工食品，含有大量高升糖指數的澱粉類食物，容易造成血糖急遽升高和下降。當大腦血糖有如坐雲霄飛車極不穩定，會對大腦產生直接的負面影響，情緒不穩定是最常見的狀況。

一般人若愛吃甜食，會變得比較容易情緒化，這都是糖分攝取過多的緣故。建議可以循序漸進的減少澱粉攝取，藉由增加蛋白質和油脂來補充不足的熱量，當血糖穩定，就能明顯的改善這些症狀。

當步入中年後新陳代謝率變慢，代謝食物熱量的能力變差。如果想要維持清醒的大腦，對於熱量攝取與食物控管就要更嚴格，減少澱粉，甚吃不吃澱粉，控制蛋白質攝取，增加優質油脂攝取成為主要的熱量來源。

表 2-1：食用油選擇建議表

油品	Ω-6：Ω-3 比	冒煙點	説明
亞麻仁油	1：4	107℃ / 22.5 ℉	
紅花油	133：1	107℃ / 22.5 ℉	
葵花油	121：1	107℃ / 22.5 ℉	
玉米油	20：1	160℃ / 320 ℉	
特級橄欖油	13：1	160℃ / 320 ℉	含高含量 Omega-9
花生油	424：1	160℃ / 320 ℉	
大豆油	8：1	160℃ / 320 ℉	大部分為基改
核桃油	5： 1	160℃ / 320 ℉	
大麻籽油	3：1	160℃ / 330 ℉	
奶油	2：1	177℃ / 350 ℉	大部分為 Omega-9
芥花油	4：1	177℃ / 350 ℉	大部分為基改
椰子油	只含 Omega-6	177℃ / 350 ℉	92%為飽和脂肪酸
芝麻油	13：1	177℃ / 350 ℉	
夏威夷堅果油	1：1	199℃ / 390 ℉	80%為 Omega-9
特級冷壓橄欖油	13：1	207℃ / 405 ℉	71.3%為 Omega-9
綿籽油	54：1	216℃ / 420 ℉	
葡萄籽油	204：1	216℃ / 420 ℉	
杏仁油	只含 Omega-6	216℃ / 420 ℉	
棕櫚油	15：1	232℃ / 450 ℉	
米糠油	20：1	254℃ / 490 ℉	
酪梨油	12：1	271℃ / 520 ℉	

參考資料：衛福部

食用油主要考量原因如下：

1. 高溫承受度決定烹煮方式；例如，高溫油炸或是只適合冷拌沙拉。
2. Omega-6/3 比例愈高代表愈容易導致身體發炎，比例過高的油應盡量避免。
3. Omega-9 屬於非必需單元不飽和脂肪酸，相對穩定，不易氧化產生自由基，代表 Omega-9 占比高相對比較安全。
4. 盡可能選擇非基因改造的品項。

大腦的組成含有大量的脂肪，腦神經細胞膜完整度是決定神經電子訊號傳導速度的主要因素。也就是說，神經細胞膜主要成分就是脂肪，因此當油脂攝取不足時就會直接影響大腦的運作。

有研究顯示，對於腦部受創的病人如果補充高劑量富含 Omega-3 的魚油，可以幫助大腦快速的修復。

Omega-6 跟 Omega-3 黃金比例 1：1

油脂分為動物脂肪和植物油兩大類，兩者的最大不同是動物脂肪主要是由飽和脂肪酸為主要成分，植物油則是由不飽和脂肪酸所組成。

由於動物油脂除了海鮮類（富含不飽和脂肪酸 omega-3）以外，大部分不飽和脂肪酸比例不高，所以就不具備不飽和脂肪酸的優點和缺點。

植物油的優劣取決於油脂中不飽和脂肪酸 Omega-3 與 Omega-6 的比例，Omega-3 能抑制發炎，相反的 Omega-6 會促進身體發炎，因此食物中的 Omega-6 的比例愈高就容易導致身體的發炎（表 2-1）。

人體無法自行製造 Omega-6 與 Omega-3，但都是被公認為人體必要的脂肪酸，所以只能從食物中攝取，攝取比率最好達到兩者 1：1（以不超過 1：4 為原則），來維持身體良好的健康（圖 2-2）。

在典型的美式速食中，兩種脂肪酸的攝取比例可能差距到十五：一，甚至還可能高達三〇：一。這樣極不平衡的攝取，造成身體發炎，可能導致血管硬化、心臟疾病、激素失衡、或者自體免疫性疾病等，這些才是導致身體危害的關鍵。

表 2-2：堅果類選擇建議表

	碳水化合物百分比	總脂肪百分比	Omega-6：Omega-3 比
夏威夷豆	6	76	10：1
核桃	3	59	38：4
胡桃	4	72	21：21
花生	6	50	15031：0
巴西堅果	5	88	21：1142
榛果	7	61	33：17
杏仁	9	50	577：1
松子	9	68	242：1
山核桃	12	64	73：1
開心果	17	46	113：1
腰果	29	44	8：126
可樂果	21	6	——
栗子	48	2	——

堅果類是富含油脂是絕佳的低碳水食物，其劣排行榜考量的參考因素如下：

1. 碳水百分比愈低愈好。
2. 脂肪含量愈高愈好。
3. Omega-6 占比愈低愈好。
4. 不飽和脂肪酸 Omega-6：Omega-3 的比例愈低愈好。

Omega-6和Omega-3的作用機制

Omega-3功用也是維繫身體健康的重要功臣，幫助減少不正常的發炎、預防血液過度發炎、改善胰島素的反應、改善細胞膜的健康，以及調節前列腺的生產等等。

Omega-3相較在食物中相當少見，典型的西方速食飲食很少攝取。富含Omega-3的食物，例如亞麻仁子、核桃（表2-2）、芥花油，以及深海魚油，都能夠維持身體的正常運行。

話說回來，Omega-6在身體內發揮了很多作用，主要是保護細胞的結構，其他功能包括了調節代謝功能、促進免疫反應（包括炎症），並且促進血小板聚集（必要的凝血），這些都是身體的必要功能。

富含有Omega-6的食品相當多，例如堅果、麥片，而大豆油、玉米油等油品。不過，Omega-6也常用在加工食品中，選擇食品時應看外包裝，避免過度攝取。

圖2-2：Omega-6跟Omega-3要1：1

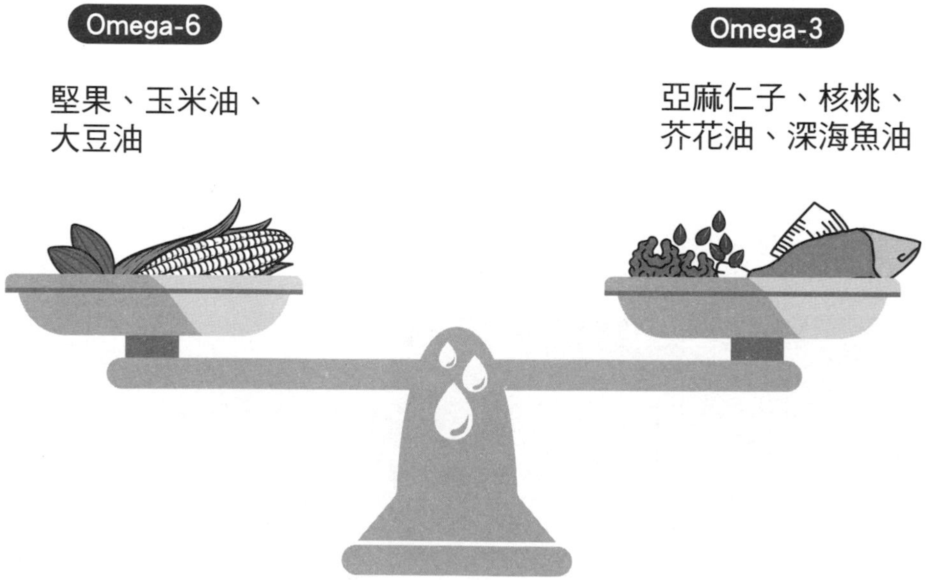

Omega-6

堅果、玉米油、大豆油

Omega-3

亞麻仁子、核桃、芥花油、深海魚油

2-3

慢性過敏原，傷腦於無形

根據臨床的經驗，一般人常見的食物慢性過敏原，包括：麵粉、雞蛋、乳製品、黃豆、玉米、基改食物中的除草劑。如果經過測試發現是過敏源，只要從飲食中把這些食物排除，身體不再受到過敏原的干擾，自然就變得比較健康（圖2-3）。

吃錯了，身體會自我攻擊誘發發炎反應

若確定會引起過敏，在飲食中請盡可能避免造成身體過敏的食物，現代人常見引起大腦退化的自體免疫反應和腸漏症，醫學上已經證實與過敏食物息息相關。

所謂的自體免疫反應，通常是來自於經常性的在飲食中，攝取了一些體質無法接受的食物時，身體就會把這些食物誤認為是外來的病菌侵入者，因此啟動了免疫系統產生了抗體。

如此一來，腸道會首先遭受到破壞，之後小腸壁漸漸的失去了過濾大分子食物的功能，原本不該被消化吸收的一些食物，此時便被吸收而進入血液循環，此種現象被稱為「腸漏症」（leaky gut）。

接下來，身體的免疫系統就會製造更多的抗體，而這些抗體隨著血液循環攻擊身體各個器官（包括大腦），造成身體各個器官的發炎反應。

圖 2-3：常見的過敏原

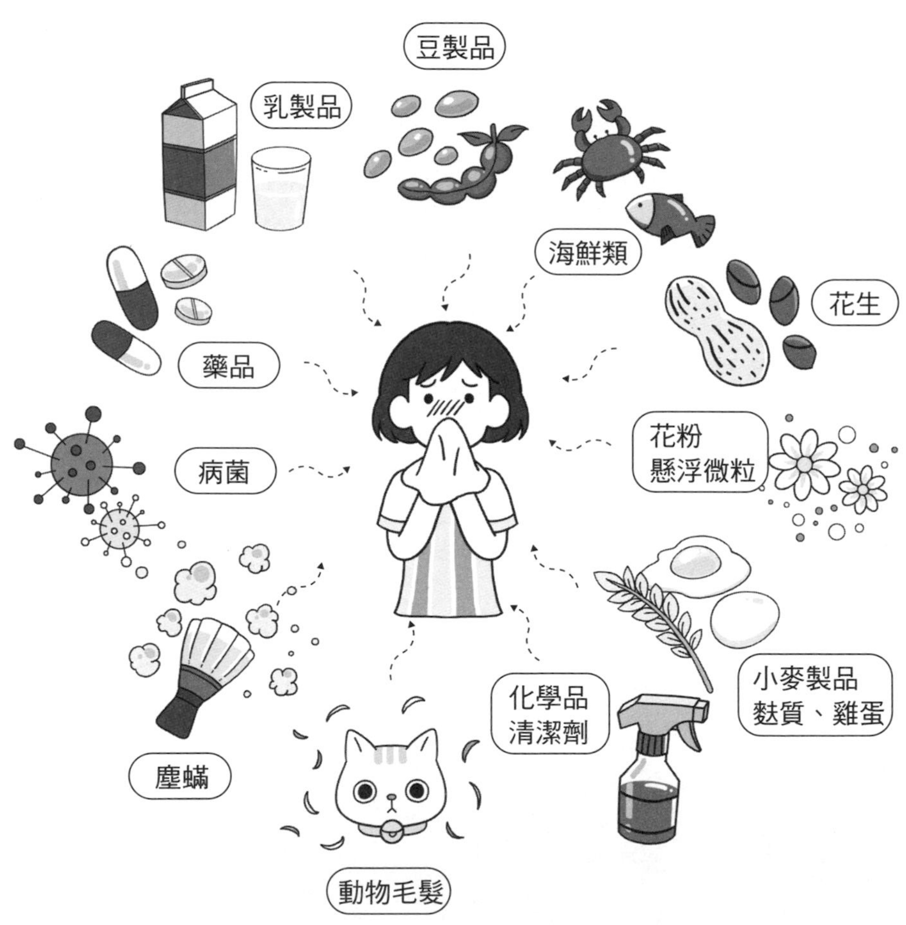
豆製品
乳製品
海鮮類
花生
藥品
病菌
花粉
懸浮微粒
小麥製品
麩質、雞蛋
化學品
清潔劑
塵蟎
動物毛髮

一般而言，這些抗體（IgG）反應在進食後二天，甚至兩個星期之後，才會在身體產生症狀，屬於延遲性反應，一開始症狀並不明顯。

多不勝舉的慢性病，其實就是透過這種自體免疫疾病發生的機轉所產生的。例如，肥胖、異味性皮膚炎、氣喘，甚至是過動症、老年痴呆等大腦問題，都是相同的模式。

腸漏症、腦漏症是腸腦連線的機製失靈

長期過敏飲食導致腸漏症後，各種應該被先行過濾阻擋的物質就通通被消化吸收進入血液循環，此時會更進一步地激發出血液的抗體反應，隨著血液循環攻擊身體各處，並且也會破壞保護大腦的血腦屏障，導致腦漏症，這時原本不應該進入大腦的抗體和蛋白質便開始攻擊大腦，導致大腦退化。

而當退化的大腦直接失去對腦幹中迷走神經

圖 2-4：常見的過敏原

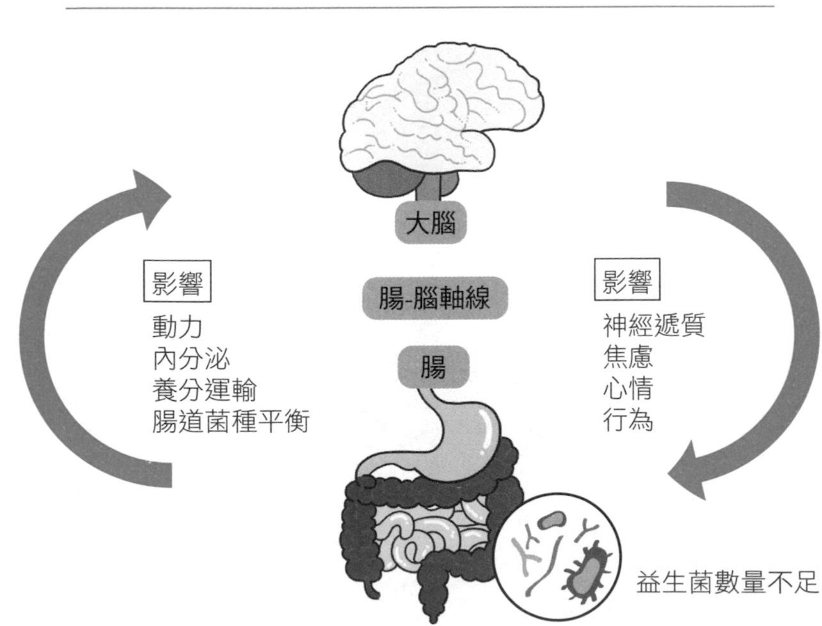

的掌控，而影響了消化系統，導致消化系統的失能，造成消化蠕動減慢、消化酵素分泌不足，壞細菌在腸道大量滋生時，進一步就會加速腸壁的破壞，導致腸漏症更加嚴重。

透過上述的機制，過敏食物影響了消化系統，進而影響大腦，大腦又影響消化系統，形成了腸漏症與腦漏症的惡性循環（圖2-4）。

血液和肌力測試，都能找出食物慢性過敏原

如果發現或懷疑自己有食物慢性過敏，請務必檢測麵粉、雞蛋、乳製品、黃豆、玉米等常見食物慢性過敏原，以及自己高度懷疑的食物。

除了用血液檢測之外，我也建議可以採取肌力共振反應的測試，讓腸漏、腦漏現象不再惡化，身體慢慢就會變得更健康。

在此，分享如何測出食物過敏原的方式。至於血液檢測、產痰辨識，以及「量子醫學肌肉測試」原理與詳細說明，可以參見《疾病，從大腦失衡開始》。

● 食物慢性過敏原檢測一：血液抗體的檢測

血液檢測可以看出血液中是否含有敏感性食物的抗體（IgG）。一般來說，IgG的抗體檢測比較昂貴，且若檢測期間沒有吃到敏感性的食物，會因為血液中抗體數量過少，容易出現偽陰性的判讀。

● 食物慢性過敏原檢測二：量子醫學肌力測試

這裡將介紹手臂肌肉測試和O型環自我測試等肌力共振反應的測試，是利用過敏源物質接近人體時產生共振，因而暫時性的影響腦部運作效率，導致大腦控制肌肉張力的效率變差，產生肌力在對抗阻力時弱化的現象（圖2-5、2-6）。

圖 2-5：量子醫學肌力測試一：手臂肌肉測試

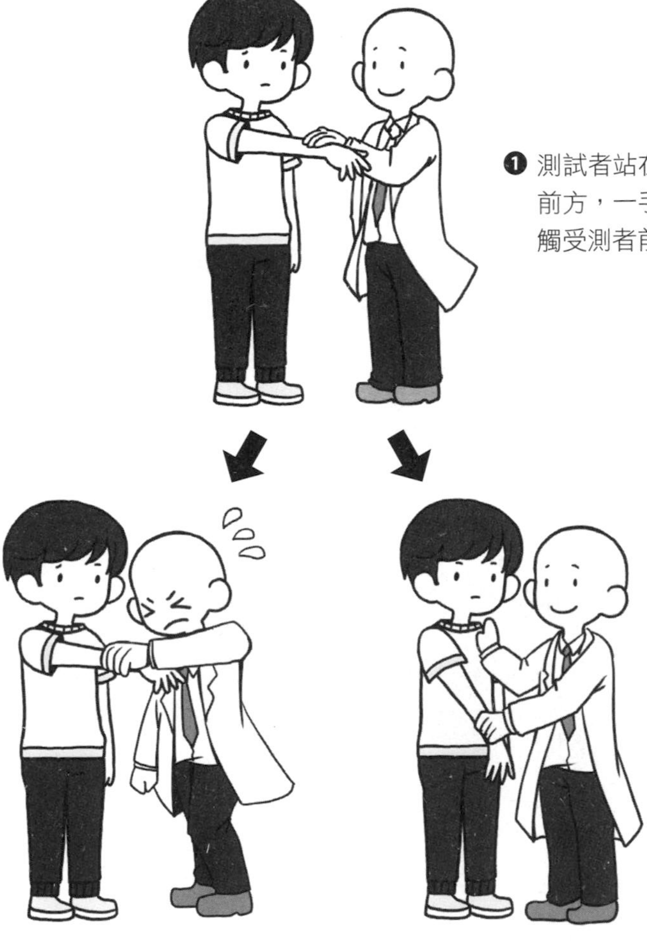

❶ 測試者站在受測者前方，一手保持接觸受測者前臂。

❷ 測試者保持一樣的施力。

❸ 受測者手臂維持一樣的抗力。

測者施力按壓受測者手臂（如圖❷），如受測者肌力反應變弱（如圖❸），即顯示該食物與受測者產生共振。

手臂肌肉測試

圖 2-6：量子醫學肌力測試二：O 型環自我測試

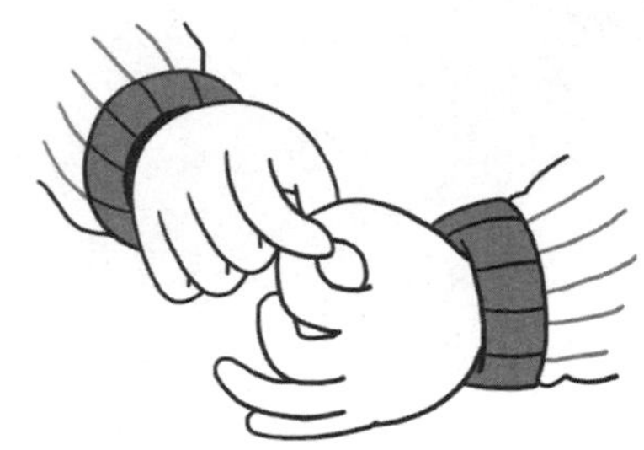

❶兩指圈成環狀。

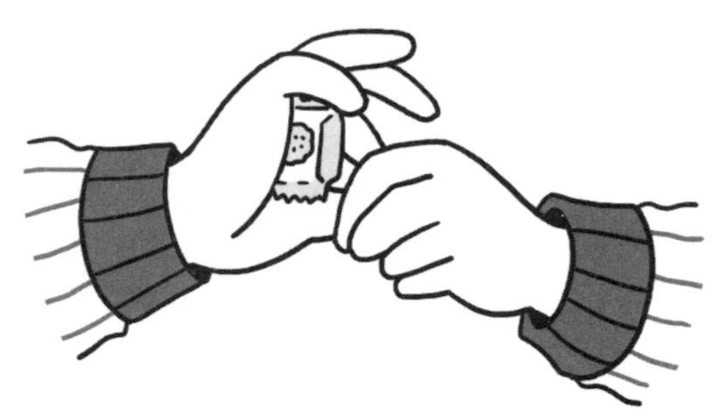

❷手拿有益物質→手指有力、拉不開。

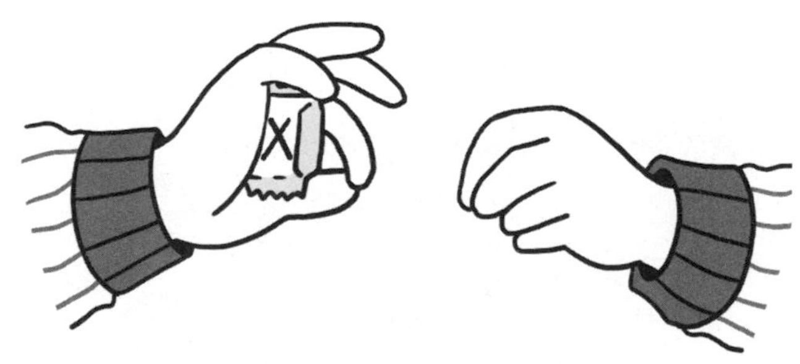

❸手拿無益物質→手指無力、拉開。

O 型環測試

2-4 吃喝用竟然都中傷大腦

日常生活中，大腦不僅深受食物過敏導致自體免疫反應所影響，而且科技愈進步，潛在危害也愈多（圖2-7）。

開心吃吃喝喝的背後，潛藏健康大危機！

食物中的人工色素、阿斯巴甜、味精、裝潢或家具常見的甲醛，以及生活中不知不覺接觸到的重金屬……，都隱藏在我們的日常生活中，分分秒秒影響大腦。

以下將列舉出我們生活環境中較常見傷害大腦的毒物、來源，以及引發身體產生的症狀。

●人工色素

研究顯示，人工色素能引發兒童過動症、注意力不集中和情緒障礙，並且影響兒童智力發展，原因在於人工色素會干擾大腦前額葉的發展。因此，飲食中應避免顏色過於鮮豔的糖果、飲料，以及加工食品。

●阿斯巴甜

阿斯巴甜（Aspartame）俗稱「代糖」，它是一種在全世界超過六千種商品中都能找到的常見人工甜味劑，特別是在無糖汽水產品中。

阿斯巴甜在美國是消耗最多的人工甜味劑，並宣稱零卡路里，比糖更安全、健康。

阿斯巴甜是一種會刺激或是使腦細胞興奮致

例如各種動作控制和技巧，短期記憶力、情緒控制能力、人格特質、語言溝通能力、訂定計畫能力、執行計畫能力、專注力、分析理解能力、同理心等等（圖1-18）。

第八層樓之二：頂葉
感知外界互動的資訊處裡窗口

舉凡身體的觸覺、痛覺、肌肉、肌腱、韌帶和關節的本體感覺的訊號，最終到達頂葉（Parietal lobe）進行整合後，再將訊號傳遞至前額葉，讓大腦了解身體與外界互動的實際狀態。例如，手握一枚硬幣，透過頂葉感知重量、形狀、觸感和體積的各種資訊，我們便能判斷硬幣的幣值。

頂葉也參與處理視覺的訊號，主要是辨別黑白、大型移動的物體。例如，在黑夜中感知快速移動的物體，或是在狩獵時視線能夠捕捉快速移動的獵物。

第八層樓之三：顳葉
掌管理解力、記憶力、視覺力

顳葉（Temporal lobe）主要負責視覺記憶、聽覺、辨別語言。因此，當顳葉受損時，可能會導致患者無法理解你的話語。

而位於內側的海馬迴，主要處理情緒與長期記憶。這也是為什麼我們對一些刻苦銘心的事件特別容易牢記在心。

顳葉也負責視覺中比較精細的訊號處理，例如，判別差異不大的顏色，如黃綠、紅橘、灰黑，物體細微的差異。

第八層樓之四：枕葉
不會看成顛倒黑白影像的幕後功臣

枕葉（cerebral hemisphere）位於後腦枕骨內側的大腦皮質，所以被稱為枕葉。

枕葉主要負責視覺的訊號，當眼睛視網膜接

圖 2-7：現代人亞健康與疾病的根源關係圖

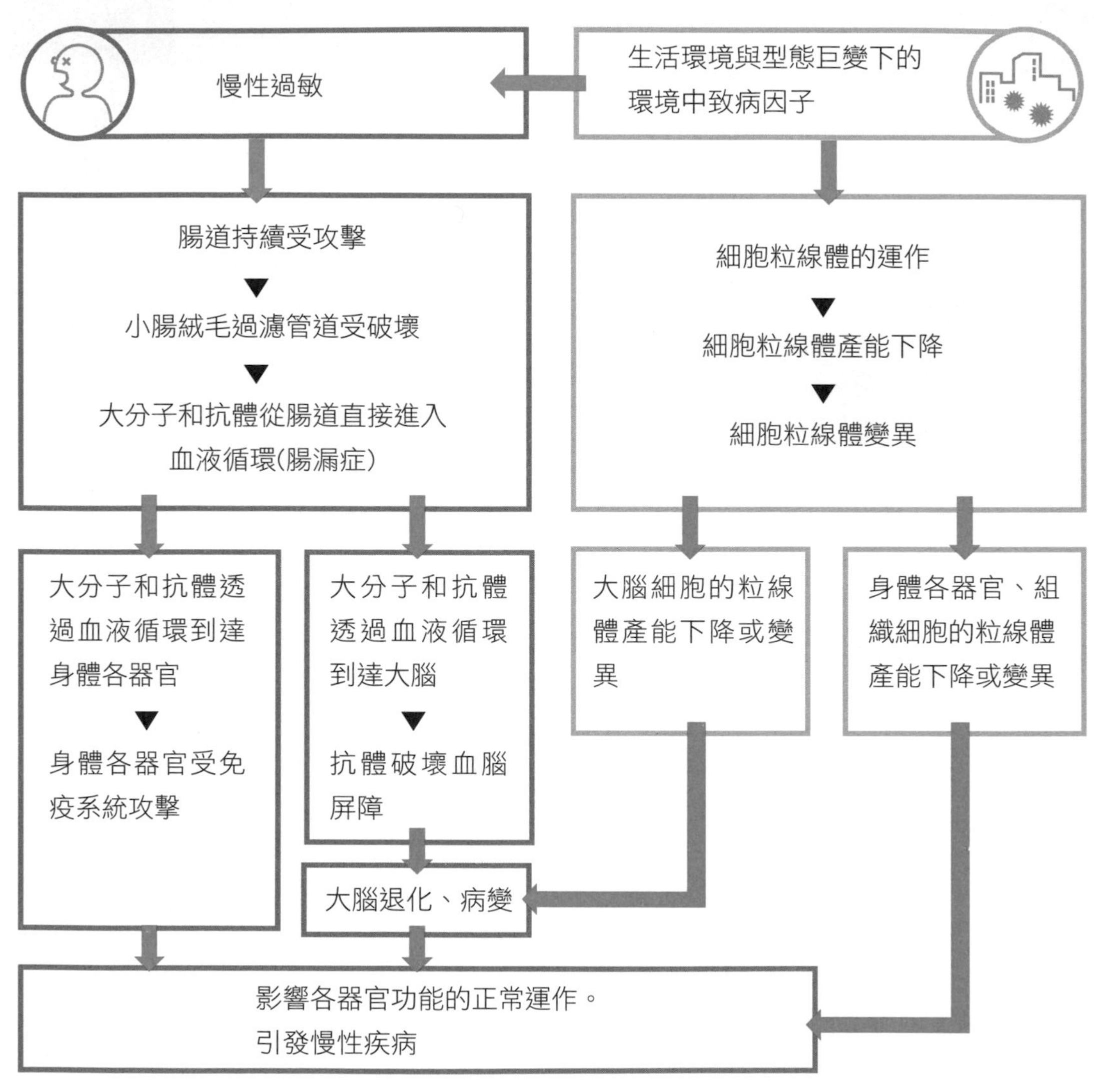
慢性過敏
生活環境與型態巨變下的
環境中致病因子
腸道持續受攻擊
小腸絨毛過濾管道受破壞
大分子和抗體從腸道直接進入
血液循環(腸漏症)
細胞粒線體的運作
細胞粒線體產能下降
細胞粒線體變異
大分子和抗體透
過血液循環到達
身體各器官
身體各器官受免
疫系統攻擊
大分子和抗體
透過血液循環
到達大腦
抗體破壞血腦
屏障
大腦細胞的粒線
體產能下降或變
異
身體各器官、組
織細胞的粒線體
產能下降或變異
大腦退化、病變
影響各器官功能的正常運作。
引發慢性疾病

死的興奮性神經毒素，並且會導致腦的生理機能改變而消耗掉幫助調節情緒的神經傳導物質——血清素（serotonin）。

超過九百筆公共研究揭露了阿斯巴甜的有害影響，偏頭痛是最常被通報的阿斯巴甜反應。

長期吃下這種甜味劑，將導致或使疾病惡化，像是哮喘、淋巴瘤和白血病、腦瘤和腦癌、腸躁症、帕金森氏症、多發性硬化症和癲癇等。

●黃麴毒素

黃麴毒素（aflatoxin）也稱作黃麴黴素，它是一種有強烈生物毒性的化合物，常由於存放過久發黴產生，是目前為止最強的致癌物質，可直接侵害肝臟和神經系統。

國人經常食用的五穀類、花生、黃豆製品、堅果類食物、沙拉油、可可豆、黑胡椒、乳製品、豆類等等，是黃麴毒素高風險食物。

台灣亞熱帶型氣候濕度偏高，更容易造成食物發霉。因此，如何保持食物的乾燥保存和避免食用過期食物是非常重要的課題。

●味精

味精（monosadium glutamate，MSG）又稱為麩胺酸鈉，其中麩胺酸（glutamate），在大腦中屬於一種興奮性的神經傳導物質。

當大腦細胞受到頭部外傷、毒物攻擊或免疫系統引起的發炎反應而死亡後，就會釋放出大量的麩胺酸，周圍的神經細胞因受到麩胺酸包圍，導致過度受到刺激超過負荷而死亡，於是釋出更多的麩胺酸，影響更多周遭的腦神經細胞。

因此，當飲食中攝取了過多的味精將加速腦神經細胞的退化死亡。

日常生活用品傷腦不自知，宛如慢性中毒！

●甲醛

甲醛（formaldehyde）俗稱福馬林，它主要用於生產工業樹脂，甲醛是最常見的室內空氣污染毒物，約有三千多種不同建築材料均含有甲醛。

主要來源為纖維板、三夾板、隔音板、保麗龍等裝潢材料和木質地板、家具。

目前，甲醛已被世界衛生組織確定為致癌和致畸型物質，長期接觸低劑量甲醛可引起慢性呼吸道疾病，引起鼻咽癌、結腸癌、腦瘤、細胞核基因突變等。

尤其對嬰幼兒和孕婦危害更加嚴重，可導致懷孕期間胎兒停止生長發育，心腦發育不全，嚴重可導致胎兒畸形和流產等嚴重後果。

●苯

苯（Benzene）是一種碳氫化合物，在常溫下為一種高度易燃，有香味的無色液體。

它難溶於水，易溶於有機溶劑，本身也可作為有機溶劑，同時苯有高的毒性，也是一種致癌物質。

長期吸入會侵害人的神經系統，急性中毒會產生神經痙攣甚至昏迷、死亡。在白血病患者中，有很大一部分有苯及其有機制品接觸歷史。

日常生活中苯常見於二手菸、加油站汽油揮發、汽車排放廢氣、清潔劑、殺蟲劑、染料、膠水、木材燃燒的濃煙等等。

●重金屬

日常生活中常接觸的重金屬包括汞、鈷、鎳、鎘、鉛、砷等等。重金屬在身體中能誘發抗體產生自體免疫反應，造成身體發炎，當血腦屏障被破壞後，也會直接攻擊大腦神經細胞系統。

常見的重金屬來源，包括：金屬器皿、金屬鍋、人體金屬植入物，以及人工關節、植牙、蛀牙病人補銀粉，甚至傳統日光燈、電池、油漆、殺蟲劑、除草劑等等。

●氟化物

氟化物並不是自然存在，一般都是透過人工合成的。氟是一種對人體有毒性的物質。

在飲水中或牙膏中添加氟，主要是想透過氟來殺死口腔中的細菌，雖然被宣稱可以降低蛀牙的發生率，但也有研究顯示並沒有顯著的效果。

目前大多數先進已開發國家飲水中，並沒有含氟，例如在歐洲只有三%的飲水中有加氟。

相對的，長期接觸氟化物會導致松果體的鈣化，直接影響大腦內分泌的調控。

研究也顯示，飲用含氟水影響兒童智力發展、降低生育率、增加髖骨骨折風險。氟化物除了在飲用水中，許多抗生素藥物中也含有氟化物。

●塑化劑

是一種最常在我們生活中出現的環境荷爾蒙，能夠直接干擾人體荷爾蒙的平衡，對人體產生毒性反應，當血腦屏障被破壞時，塑化劑更能直接影響大腦，導致偏頭痛、嘔吐、暈眩等現象。

在台灣，塑化劑在我們日常生活中隨處可見，例如：保鮮膜、手搖杯、塑膠吸管、保特瓶、塑膠袋、食品添加物、香水、髮膠、化妝品、油漆塗料等等（圖2-8）。

圖 2-8：當心！日常生活用品潛藏塑化劑

食器類

塑膠袋、保鮮膜、保鮮盒

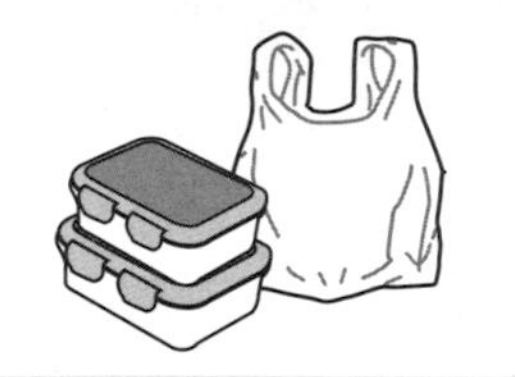

日常用品

手機殼、電腦外殼、文具

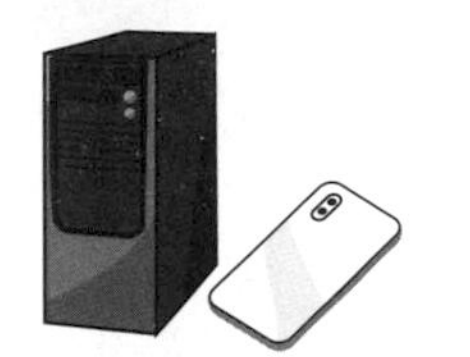

嬰幼兒用品

玩具、背包、書包、塑膠墊

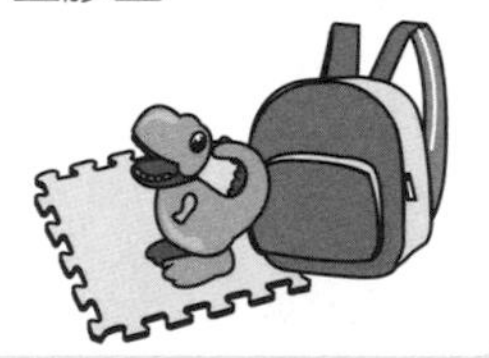

美妝用品

指甲油、香水、髮膠、洗髮精

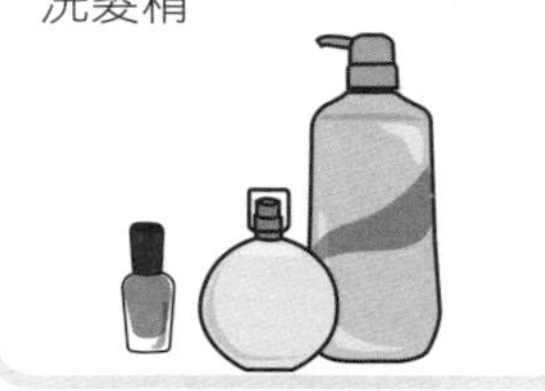

建築材料

地板膠、塑膠地板、帆布塗料、混凝土

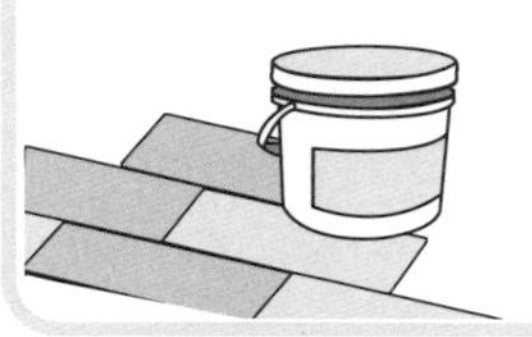

衣物家居

衣服上壓花圖案、鞋底、人造皮沙發、窗簾浴簾、地毯黏膠

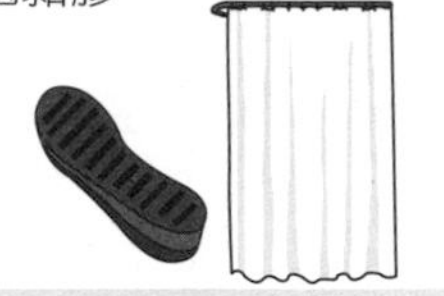

其他

汽車內飾、印刷油墨、人工跑道

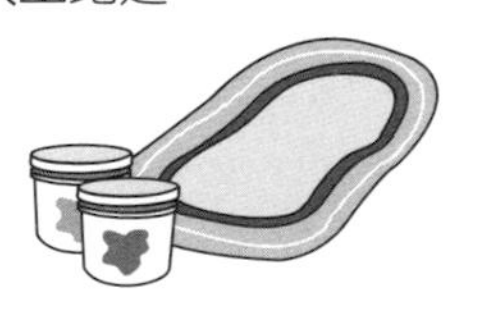

醫療用品

手套、輸血管、輸尿管

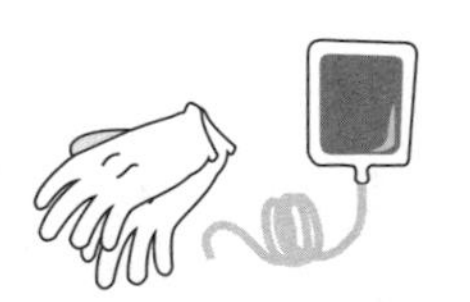

汽車內塑膠製品

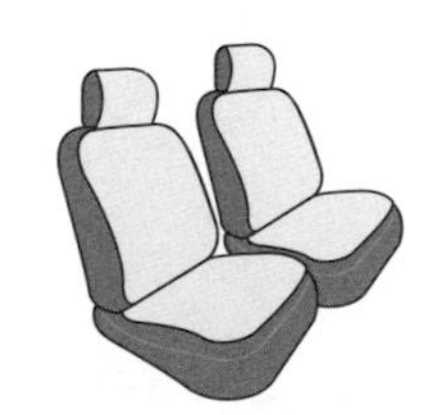

2-5 現代人造光電，傷腦又傷身

科技化的時代，我們的生活似乎已經不可能脫離3C產品再回到農業時代，甚至狩獵時代了。

值得我們反省的是，雖然科技產品帶來了前所未有的便利性，但是對整體人類的健康而言也帶來了隱憂。

人造電磁波，造成細胞退化的恐怖敵人

在演化過程中，人體細胞從來沒有經歷過人造電磁波的環境，隨著科技的發展，從一G到即將到來的五G，愈來愈多更強的電磁波在挑戰人類細胞的容忍度。

我們的下一世代也將面臨物競天擇，適者生存的挑戰。這可以從平板電腦問世後，兒童過動、情緒障礙的比例急劇上升得到應證。在此，列舉人造電磁波擾亂人體健康的兩大原因：

● 干擾細胞粒線體

人造電磁波會直接干擾細胞粒線體電子傳導鍊的電子傳導效率，造成細胞產能效率下降。導致細胞能量供應不足，加速退化。

● 擅自打開鈣離子通道

研究顯示人造電磁波會造成細胞膜打開鈣離子通道，使過多的鈣離子進入，直接導致細胞膜電位下降，細胞加速老化（圖2-9，詳見《疾病，從大腦失衡開始》）。

人造光源，讓人類健康黯淡無光

人造光源雖然解決了室內和夜間照明，但是也帶來許多的副作用。畢竟自然光和人造光有很大的不同，以下將列舉其中的差異：

●色溫不同

人造光源與自然光源的色溫不同。

●光譜組合有差異

自然光在不一樣的時間有不同的光譜組合，透過視網膜的吸收後，能直接透過腦垂體分泌不同的激素，隨時調整身體的生理時鐘。

但人造光源的組成是固定的，長期在同一光源下，容易造成腦垂體無法正常分泌調控生理時鐘的激素。

●打亂生理時鐘

人類屬於日行性的哺乳類動物，夜間不適合在光照的環境，尤其長期在夜間接觸3C產品中的藍光，導致晚上腎上腺皮質醇素大量分泌，抑制褪黑激素分泌，打亂了生理時鐘造成失眠的症狀。

●藍光問題大

細胞中粒線體電子傳導鍊產生能量的效率，會因藍光的照射而下降，細胞因缺乏能量供應，造成細胞提早退化（詳見《疾病，從大腦失衡開始》）。

3C產品對神經系統的影響，超乎想像！

使用3C產品，眼睛長期盯著螢幕，將導致控制眼球移動的骨骼肌僵化，眼球因而偏離了中心位置，從此打破了大腦的平衡狀態。接著帶來連鎖反應，常見的如下：

●駝背等姿勢異常

為了適應眼球偏離中心的位置，頭部就必須做出代償的動作，例如，歪頭、頭部前傾，以

圖 2-9：人造電磁波對細胞的傷害

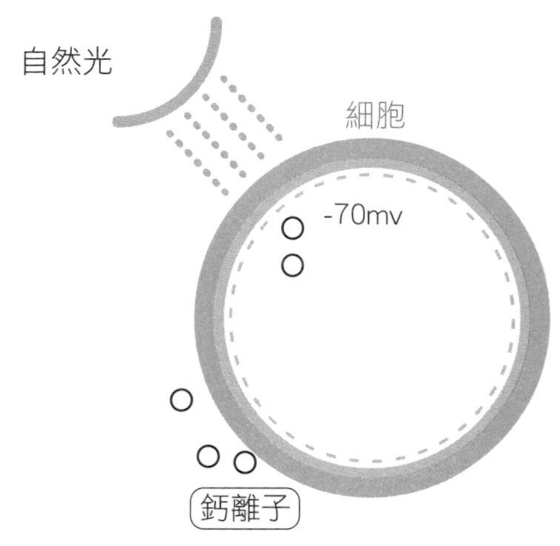

電磁波能打開細胞的鈣離子通道，
產生大量的自由基、加速細胞老化 ：

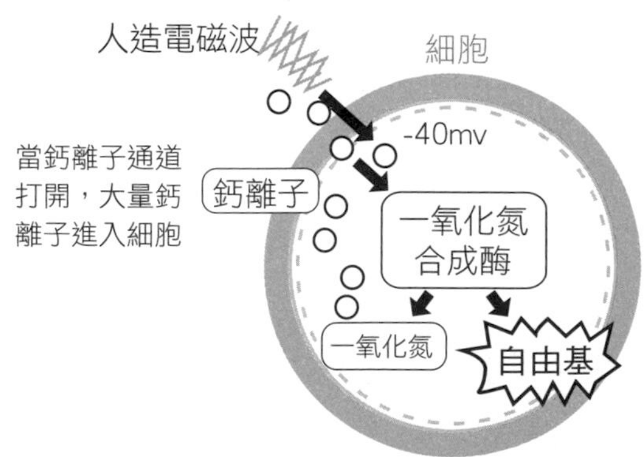

及轉動。

隨之而來的是身體的脊椎為了維持平衡，也必須改變姿勢，因而產生駝背、脊椎側彎等等現象。

●肩頸腰背痛

由於頭部位置的改變，影響了接收平衡訊號的前庭系統，使小腦狀態不再平衡，全身的肌肉張力也跟著改變了。尤其，控制脊椎弧度的深層肌肉受到影響，也因此特別容易會有腰脊痠痛或是急性脊椎扭傷的狀況。

●大腦退化

維持平衡反應的內耳前庭系統受到影響時，會直接影響呼吸調節的機制，導致身體有慢性缺氧的現象，加速大腦神經系統的老化。

●自律神經失調

許多人都輕忽了長期盯著螢幕的嚴重性，這可會造成眼球肌肉僵化，讓身體偏離中心位置，於是姿勢出現代償性的變化，造成視覺和身體都一起產生了姿勢錯誤。

然而，為了繼續維持身體的正常運作，就必須依靠大腦加倍額外的工作量，來補足這些視覺和姿勢誤差訊號所帶來的影響。

就像車子方向盤不再像以前那麼精準時，就必須依賴更多人為的控制方向盤來確保車子正常的行駛，但是相對的開車因為耗費精力而變得容易累。

同樣的，當長期需要大腦額外的幫助，再加上藍光、電磁波直接造成的細胞傷害，大腦整體退化的速度也會比較快，維持自律神經系統平衡的能力也會大不如前。因此，容易產生因大腦退化引起失眠、焦慮、血壓上升、呼吸心跳加快等各種自律神經失調的現象。

放鬆眼部肌肉，改善３Ｃ產品對眼睛的影響

要改善上述的問題，可以從下列兩方面著手：

●減少連續使用3C產品的時間

每次不超過三〇分鐘，讓眼球肌肉不致疲乏。

●眼球聚焦運動

在一張對折A4紙上，畫一排圓點（約十個點，或剪下封底折口的圖卡，紅藍色皆可），將紙張稍微傾斜平放貼近兩眼下方，注視最遠的那一點約五秒鐘，再慢慢往內聚焦到下一點，盡可能將聚焦最靠近眉心的點，正常情況下，眼睛要能聚焦在十公分以內。

移動眼球的六條小肌肉跟身體其他部位一樣屬於骨骼肌，當使用過度一樣會造成緊繃，適時的拉筋可以有效緩解過度緊繃的肌肉。

圖 2-10：眼球肌肉伸展運動示範

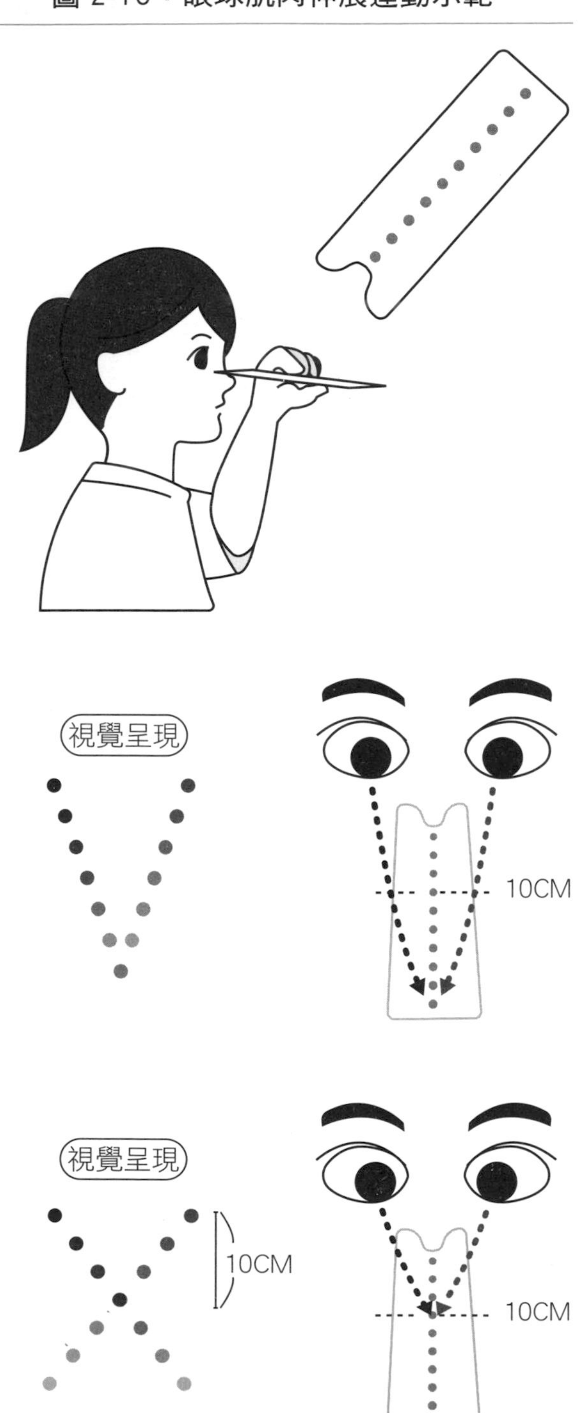

預防失智、活化大腦的眼球跳視運動

跳視（saccade）就是將眼球視線很快的跳到下一目標，這種眼球快速的移動，主要是視線對側的前額葉所驅動。

透過練習跳視可以達到活化大腦前額葉的效果，對於失智症、帕金森症可以有效延緩病症發展的進程，以及改善駝背、健忘、注意力不集中、失神、倦怠、過動的症狀。

右腦訓練

將封底附贈的圖卡剪下，置於左半側臉部左眼前方約十至二十公分，將視線從最接近鼻樑前方的點跳到隔壁的點，如此依序再將視線跳到下一點，直到最遠端。透過從左側視野的影像輸入到右腦視覺區，以及由右到左的眼球快速移動，可以有效的活化右腦。

剛開始練習時，可以依序號跳視，例如1↓2↓3↓4↓5↓6↓7↓8↓9，再逐漸將跳視目標物之間距離加大，以增加訓練強度，例如1↓3↓5↓7↓9或1↓4↓7

左腦訓練

將封底附贈的圖卡剪下，置於右半側臉部右眼前方十至二十公分，同「右腦訓練」的操作方式，可以強化左腦前額葉。透過右側視野將目標物影像輸入到左腦視覺區，以及由左到右的眼球快速運動，可以很有效速率的活化左腦。

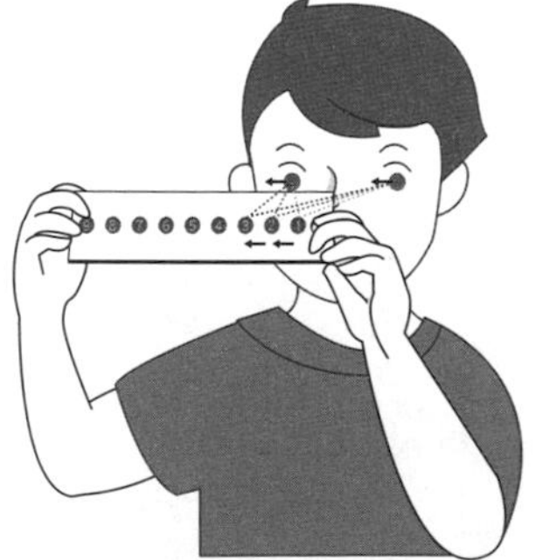

2-6

運動、紓壓、生酮都很好，尤其大推間歇性斷食

日常生活中，我們透過各種方式來促進健康，例如運動、減少生活壓力、低碳水高油脂飲食、生酮飲食，以及間歇性斷食。但是，以整體效果而言，間歇性斷食是最有效的方式。根據對整體健康的幫助效果，依序為大家介紹（圖 2-11）。

好健康！運動、紓壓、生酮、間歇性斷食一起來

●運動：健康強度一分

運動的好處不勝枚舉，舉例來說可以預防三高疾病、避免過度肥胖、提升心肺功能、增加身體柔軟度、增加大腦分泌腦內啡讓身體感到

圖 2-11：你做對了嗎？健康強度示意圖

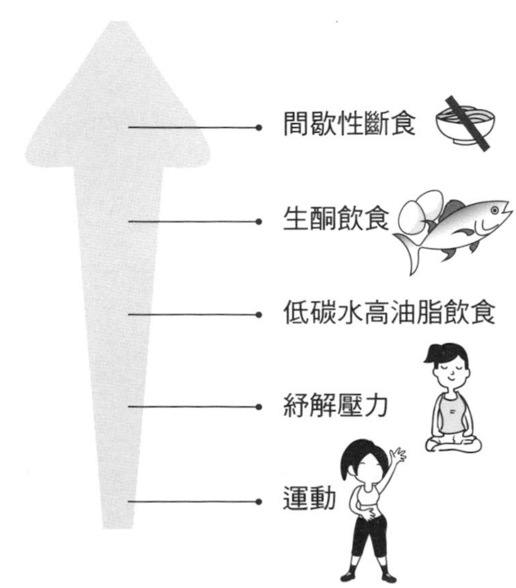

愉悅，以及藉由加強體能來增強心智等等，讓人健康又情緒穩定。

- **紓解壓力：健康強度二分**

藉由轉換環境、休息或是度假，來緩和工作壓力或是生活上的各種壓力。

- **低碳水高油脂飲食：健康強度三分**

藉由減少碳水化合物的攝取（即低醣飲食），例如限制攝取水果、米飯、麵包、各種穀類食品，可以減少身體代謝葡萄糖所帶來的負作用（圖 2-12）。

- **生酮飲食：健康強度四分**

以更嚴格的方式限制碳水化合物，用油脂來當作主食。利用代謝油脂後的酮體來取代葡萄糖，藉由不同的代謝方式，提供身體所需要的能量。

但是，在油脂的選擇須注意是否會因敏感引起自體免疫的反應，或是由於不飽和脂肪酸中的 Omega-6 比例過高而引起發炎。

圖 2-12：低碳水高油脂、生酮飲食的三大營養素攝取比例

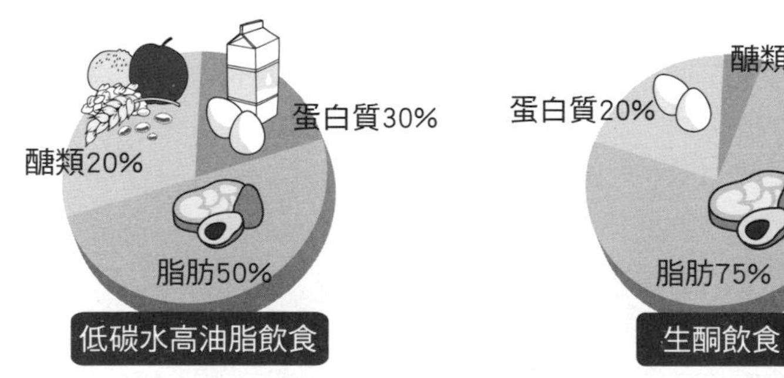

●間歇性斷食：健康強度五分

兩餐間隔時間超過八小時，就稱為「間歇性斷食」。

試圖讓身體暫時停止獲得食物供應，改變身體代謝習慣的慣性，讓身體有機會學習把過往堆積貯存過多的能量形成脂肪，能夠有效分解提供身體代謝所需要的能量。

近年科學研究顯示，斷食對人體有各種不同的好處，在執行上建議要循序漸進，先從間歇性斷食開始嘗試，讓身體能夠慢慢的適應在飢餓狀態下，才能健康地進行各項代謝功能（圖2-13）。

例如，一天三餐先減少為一天兩餐，建議提早吃晚餐，隔天早餐往後推遲與中餐合併為早午餐。當身體適應後再將早午餐和當天晚餐時間拉近，最後早午餐和晚餐合併為一餐。

一般而言，建議斷食先搭配低碳水飲食減緩飢餓感，或是高油脂的生酮飲食是比較容易執行達到斷食的目標。

身體代謝油脂產生熱能相對較慢，而過程中產生酮體（Ketone）。相較於葡萄糖，大腦更偏好於代謝酮體。整個斷食其間可補充水分或無糖分的飲品，例如咖啡、茶、花草茶等等。

斷食過程中除了會隨著時間長短而有不同的反應之外，整體的效果還包括：在基底核的多巴胺接受器靈敏度上升，帕金森症的症狀獲得緩解；身體抗氧化劑的含量上升；以及個人會因為神經傳導物質的影響，感受到愉悅和正向的思維。

註：**BDNF**（Brain-Derived Neurotrophic Factor）名為「腦源性神經滋養因子」或「腦源性神經營養因子」，其為一種存在於中樞神經系統（CNS）和周邊神經系統（PNS）上具有活性的蛋白質。其中，**BDNF** 是大腦中含量最豐富的神經營養因子，在腦部除可調控神經元（神經細胞）的生長及存活、促進大腦神經細胞突觸的成形外，亦可調節神經傳導物質及細胞內的訊息傳遞，在中樞神經系統中具有相當多元且重要的功能。

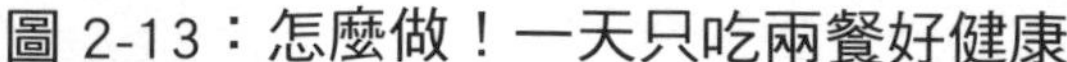

圖 2-13：怎麼做！一天只吃兩餐好健康

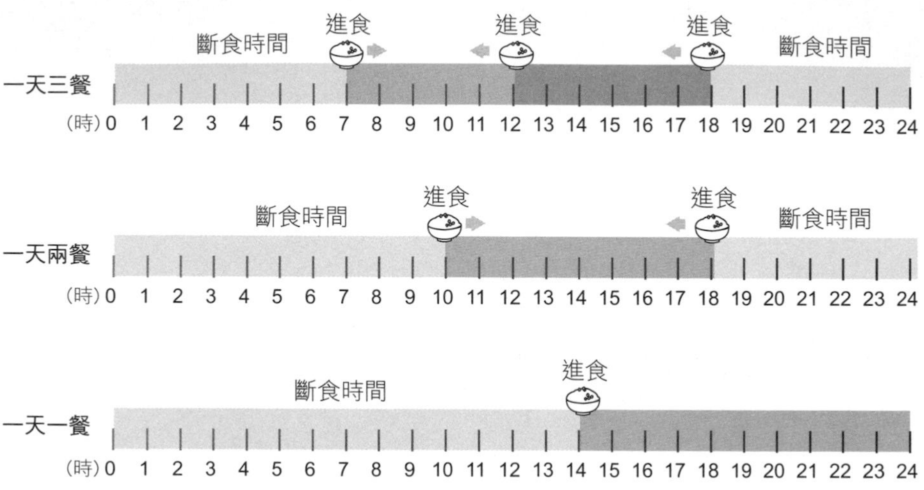

斷食時間的長短的不同效果

12 小時

生長激素開始分泌，身體的老化速度減緩

13 ～ 15 小時

身體開始燃燒脂肪

17 小時

免疫系統啟動自噬反應（autophage），白血球開始清除長期堆積在身體與大腦的蛋白質，對於大腦細胞因蛋白蛋質堆積而造成的功能退化，例如阿茲海默症，自噬反應是一種很好的延緩病情惡化的方式。

24 小時

消化道幹細胞開始製造，啟動腸道的修復，同時 BDNF（註）產量開始增加、身體發炎下降。

36 ～ 48 小時

體重因為脂肪大量燃燒而開始明顯下降，並且讓人情緒和緩的神經傳導物質 GABA 分泌量增加，有助於減少壓力、焦慮狀態，讓注意力更集中，並能緩解失眠。甚至大腦神經元開始修復。

72 小時

由於幹細胞的啟動，身體免疫力上升。

大腦小教室

火鍋湯頭不能喝的秘密

氘水又稱為重水，氘是氫的同位素，正常的水中大約有一五〇ppm，由於氘原子比氫原子重體積也比較大，在細胞粒線體中會造成氫離子通道阻塞，直接影響粒線體產能效率，導致細胞老化。

由於氘水具有凝固點是三度℃，沸點是一〇一．三℃的物理特性，重複煮沸過的水，氘的含量就會上升。因此，應該盡量避免飲用重複煮沸的水，例如火焗湯頭。另外，地下水的氘含量比較高，也要避免飲用。

Chapter 3

大腦平衡力

透過大腦發展的五種檢測可覺察出：聽說讀寫、平衡感等障礙；消化不良、過動、視力等困擾；駝背、肩頸腰背痛等根源，因為這些問題都跟大腦和身體內建肌肉張力反應鍊出現異常，密切相關。

大腦失衡與否的三種觀察，讓你不必去醫院，就能知道大腦退化的蛛絲馬跡。

自己的大腦自己救，請勤於做原始反射整合運動、左右腦活化術，幫助你找回大腦平衡力，健康自然好。

3-1

兒童大腦發展重點在強化腦神經網絡

左右腦各司其職，右腦有全身控制力

大腦分為左右兩邊，左右腦都有一些偏好及主要功能（圖3-1）。

左腦擅長邏輯、細節、線性思考、智商（IQ）、理智，以及小肌肉精細動作的控制、高頻率的聲音、高頻率的光線（藍色、紫色）。

相對的右腦，屬於藝術、創造力、整體觀、感性、情商（EQ）、人際關係、非語言的溝通，以及大肌肉粗動作的控制、低頻率的聲音、低頻率的光線（橘色、紅色）。

右腦具有有控制身體兩側的能力，而左腦只具備控制右側身體的能力。一般來說，左腦受損的病人因為可以依靠右腦來代償失去的功能，因此具有比較好的癒後能力。

大腦發展不是指腦細胞增加

所謂的大腦發展並不是指腦細胞的增加，而是透過每個神經細胞的突觸間相互連結形成網絡，再將沒有網路連結的神經細胞移除。

也就是說，大腦在發展時會啟動去蕪存菁的「修剪機制」，這時候神經細胞的數量反而大量減少，但是訊號傳遞的效率則會大幅提升。

直到十歲時，大腦神經元數量大約只剩下五〇%。

整個大腦在四至六歲是發展最快速的時期，到十二歲大約發展了七五%，青春期時已經發展了九〇%，直到大約要到二十五歲才會停止。因此，〇至十二歲一般會被認為是大腦發展的關鍵時期（圖3-2）。

有鑑於此，為人父母必須密切觀察孩童的一舉一動，以便早期發現、早期治療。

大腦發展先右再左，左右腦宜輪替強化

左右腦各自有發展的關鍵時期。例如，〇至三歲時主要是右腦的發展時期，大肌肉的運動，非語言的人際互動，身體的親密接觸，都是強化右腦發展的活動。

三至七歲是偏重左腦的發展時期，強化左腦活動，包括：小肌肉的精細動作、學習語言、

圖 3-1：左右腦各有擅長和偏好

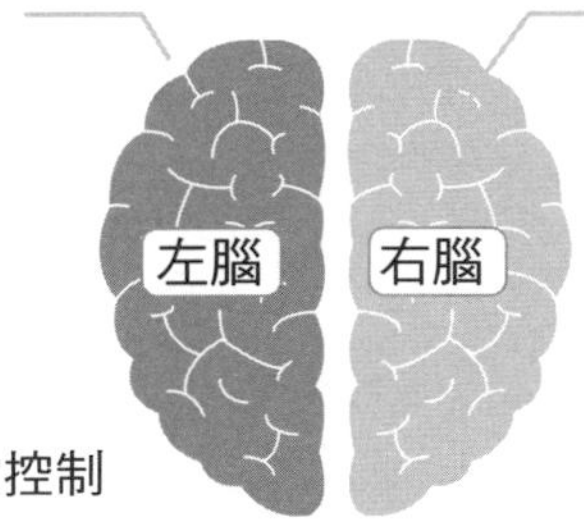

左腦	右腦
邏輯	藝術
細節	創造力
線性思考	整體觀
智商（IQ）	感性
理智	情商（EQ）人際關係
小肌肉精細動作的控制	非語言的溝通
高頻率的聲音	大肌肉粗動作的控制
高頻率的光線（藍色、紫色）	低頻率的聲音
	低頻率的光線（橘色、紅色）

邏輯的訓練。

然而，左右腦的發展有如爬樓梯的概念，必須一階一階的循序漸進。例如，〇至三歲右腦發展根基不穩固時，三至六歲的邏輯思考訓練就會比較困難。

小孩多體驗、多嘗試，有助腦神經形成更多元網絡

那麼，要如何提升小朋友大腦的發展呢？重點在於增加神經突觸的連結網路。

在生活中，給予多方的體驗和嘗試，並且容許犯錯的空間。尤其，在大腦發展關鍵時期，盡可能透過參與各類的活動，讓大腦獲得更多元的刺激，盡量減少不必要的限制，這樣會讓大腦神經元突觸創造更多往外伸展接觸，形成更多網絡的機會。

當形成突觸連結增加之後，神經網絡就更為多元，被保留下來的大腦神經元數量相對的也比較多，大腦處理訊息效能增加。這也代表著小朋友有比較高的智商和情商。

因此，當小朋友成長在多元和挑戰的環境下，大腦為了適應多元環境的變化需求，就必須做出更多的神經突觸的高速連結網路，將效能極大化。

此時，如果能夠配合左右腦發展時程，就更具有相乘的效果。

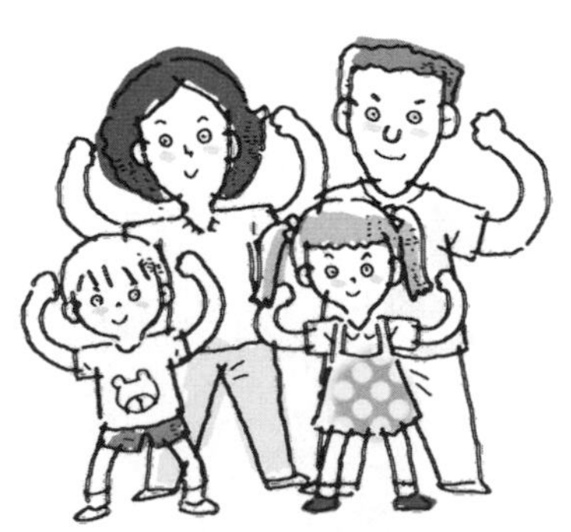

圖 3-2：大腦發展過程中神經細胞建構示意圖

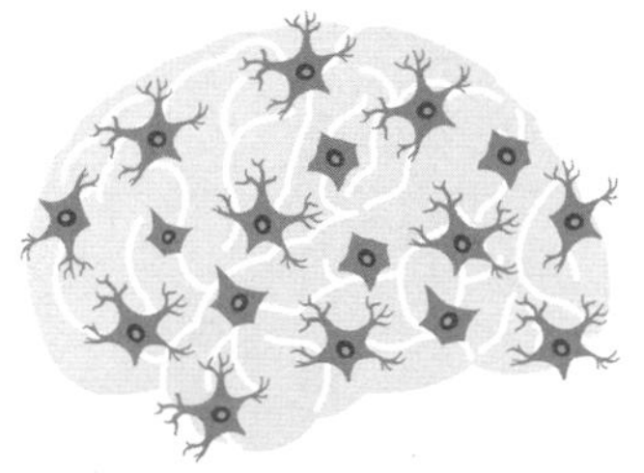

剛出生的嬰兒

每個神經細胞的突觸尚未發展。

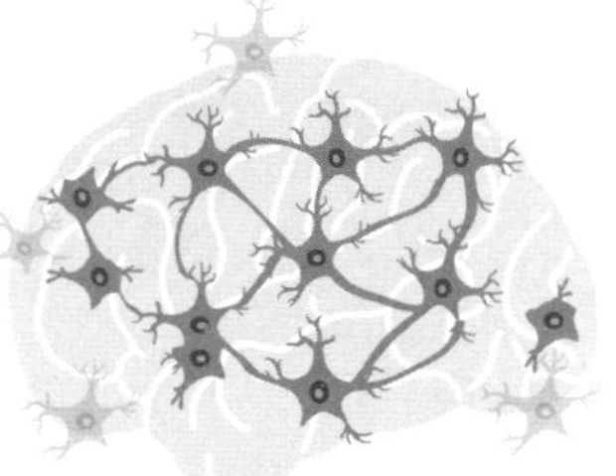

0至12歲時

大腦接觸多方面刺激，神經細胞的突觸變長且互連結形成網絡，大腦開始啟動去蕪存菁的「修剪機制」，這時候神經細胞的數量雖然大量減少，但是訊號傳遞更效率。

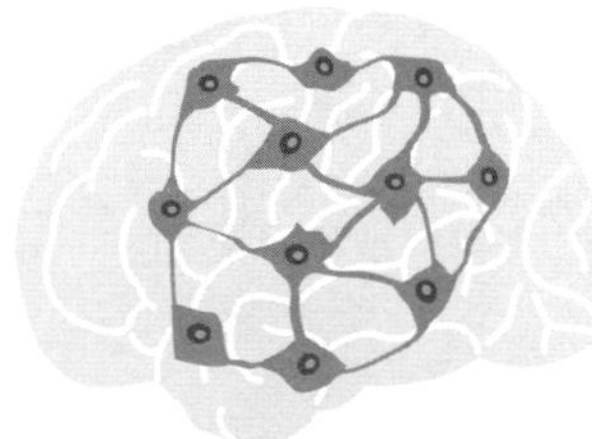

25歲之後

大腦發展趨於完整的時候，神經細胞的突觸網絡已然形成。

3-2 用原始反射檢查大腦發展的軌跡

想要了解大腦發展是否完整，必須先認識什麼是非典型原始反射和原始反射殘留現象，有助於理解成年後大腦功能發展情形。以下分別說明大腦發展缺損的指標現象。

非典型原始反射：觀察大腦發展出問題的指標

正常的大腦在發展之初會先出現一系列的原始反射，但當大腦發展到一定階段，就會把一些原始反射壓制。

如果這些原始反射在應該消失時並未消失，甚至到成人階段有些還是繼續存在，就被稱為非典型原始反射，是代表大腦發展出現問題的指標現象。例如，東西放在嘴巴會不自主的吸吮；將手或物體放在手中，手便會自動緊握；敲打額頭時就會不自主的連續眨眼。

原始反射殘留現象：大腦發展應該有的特定殘留痕跡

雖然說隨著大腦的發展，這些原始反射會被層層壓制而消失。但是，在正常成人應該要有一些殘留的原始反射痕跡，表現在身體肌肉的張力變化上，並且融入大腦發展的固定框架。

例如正常人在走路時，會配合對側手臂的擺動；而當大腦發展受到阻礙時，就會有同手同腳的現象產生（圖3-3）。例如，嬰兒剛出生後，會因轉頭而作出拉弓姿勢的弓箭反射，但六個月後會自然消失。如果弓箭反射沒有消失，幼兒每次轉頭時，同側手臂反射性伸直，導致無法做出側翻的動作。

正常成年人表面上看來，弓箭反射已經消失，但還是應該要有一些殘留的痕跡，隨著頭部轉動的方式，會影響同側上下肢與對側上下肢肌肉張力改變的固定模式（圖3-4）。

也就是說，原始反射會隨著大腦的發展時程而逐漸消失，但是所對應的肌肉張力依然會存在，主要的目的是讓身體肌肉和動作建構一套內建的系統，這套系統將全身的肌肉前後、左右和上下相互對應。

舉例來說，當右手臂往前彎曲，會帶動左手臂往後伸直、右大腿往後伸直和右膝伸直、左大腿往前彎曲和左膝彎曲的連鎖性反應。如此一來，在行走、跑步或是日常活動只要藉著內建系統的規律來運作，避免大腦耗費大量能

圖 3-3：人體的內建系統：將全身的肌肉前後、左右和上下相互對應

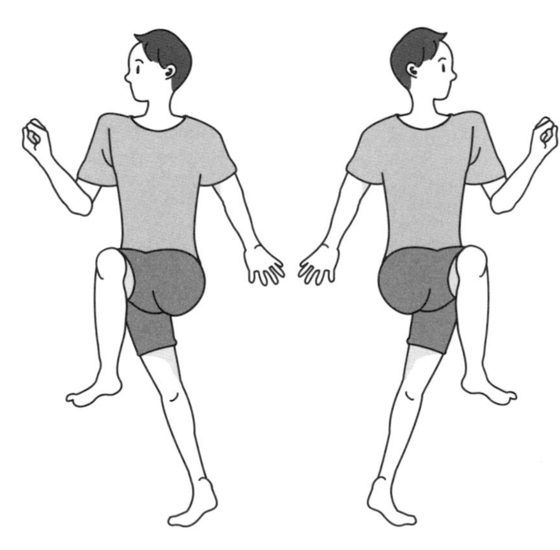

量來控制日常的身體肌肉運作。

所以，原始反射雖然在特定時期開始會受到壓制，但應該要有一些殘留的特定痕跡，不會完全消失。

人體的肌肉和內臟的自律神經系統控制，必須經由大腦控制，當大腦出現問題時，將導致身體肌肉張力異常，並且會伴隨著自律神經失調的現象，進而影響內臟正常功能的運作。

我們可以透過「功能神經學」提供的一些簡單的原始反射，來測試身體肌肉張力變化的形態，就能得知大腦發展時程中是否完整。

接下來我將介紹張力迷路反射、對稱性頸部張力反射、不對稱性頸部張力反射、彎曲回縮反射、嘉蘭軀幹反射等五種原始反射測試，以及相對應的殘留肌力張力反射測試，教大家如何自我檢測。

圖 3-4：原始反射殘留正常與否的檢測示範說明

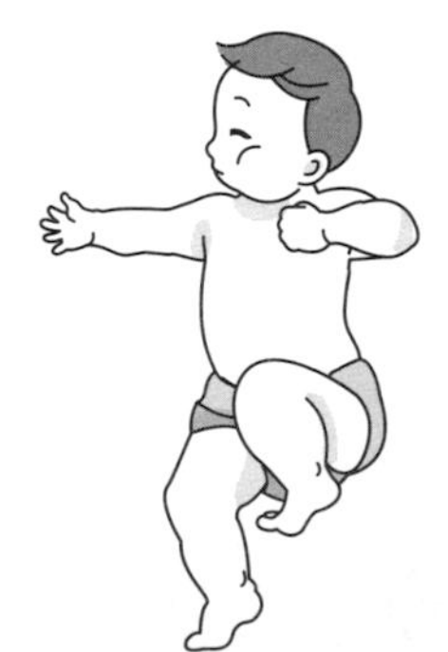

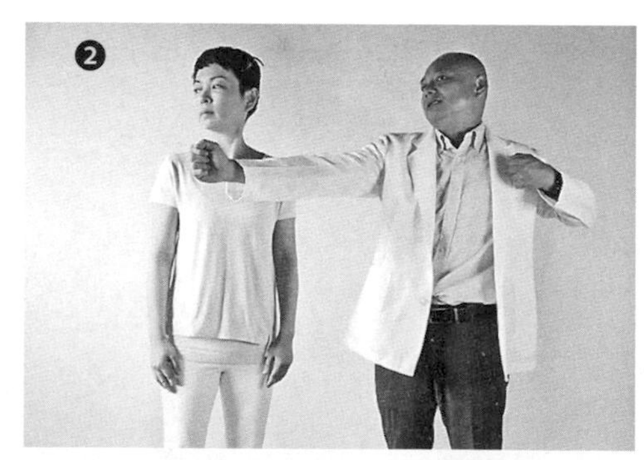

嬰兒在出生前六個月會出現拉弓姿勢的弓箭反射動作（圖❶）；但是，成人如果還有很明顯的弓箭反射動作出現，就代表大腦發展受到阻礙，原始反射沒有消失（圖❷）。成人後所遺留下來的原始殘留反射，應該只有因為轉頭，影響了同側及對側特定肌肉張力。

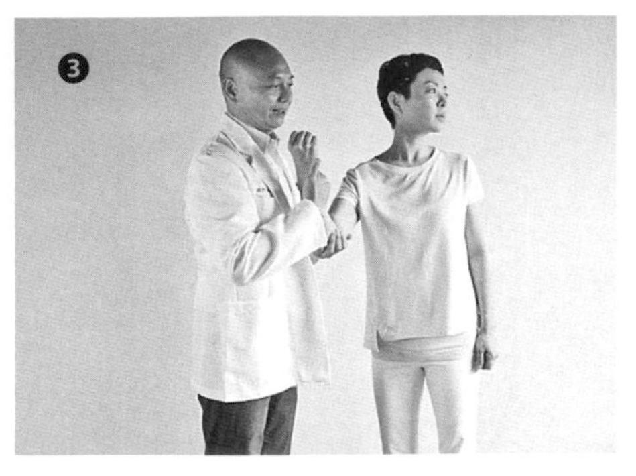

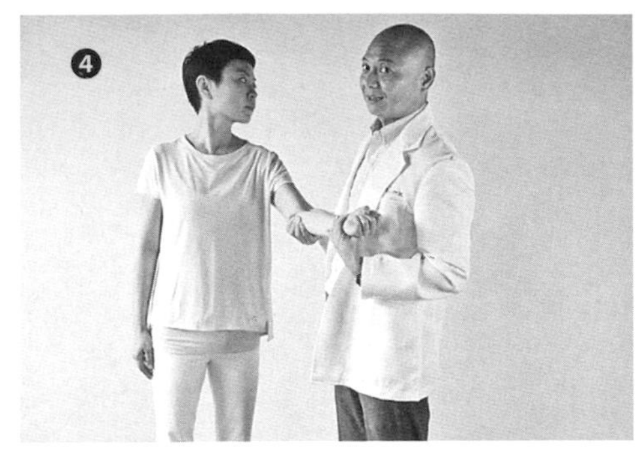

左手肌力檢測示範一：弓箭反射動作的殘留肌力張力反射測試

- 成人在轉頭後，測試者出力搬動受測者的左手，這時候應該要有力；反之如果沒有力，就是不正常（圖❸）。
- 成人的頭轉向另一側後，因為是反方向測試，出力搬動受測者的左手，應該要變得沒力；反之如果有力，就是不正常（圖❹）。

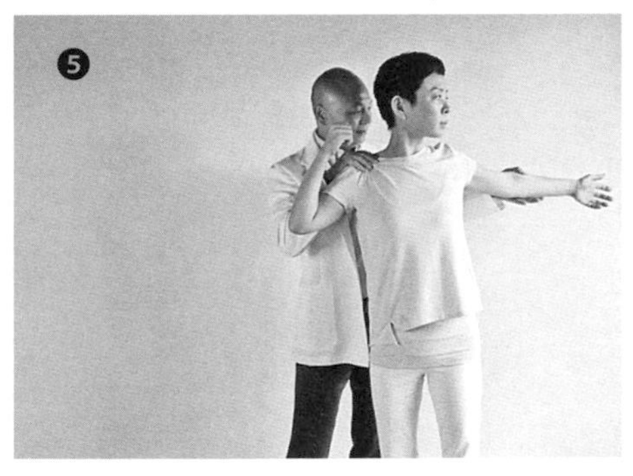

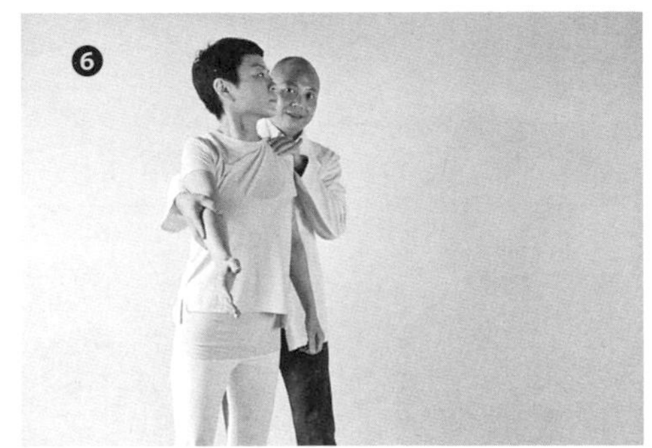

右手肌力檢測示範二：弓箭反射動作的殘留肌力張力反射測試

- 成人在轉頭後，測試者出力下壓受測者的右手，這時候應該要有力；反之如果沒有力，就是不正常（圖❺）。
- 成人的頭轉向另一側後，因為是反方向測試，出力下壓受測者的右手，應該要變得沒力；反之如果有力，就是不正常（圖❻）。

原始反射殘留正常與否的檢測示範說明

1 張力迷路反射：平衡感、節奏感跟空間障礙

張力迷路反射（Tonic Labyrinthine Ref-lex）是由內耳的平衡系統引起的反射，屬於頸椎以下身體的張力反射。

正常出現在〇至四個月的幼兒，如果到三歲後沒有消失還持續存在，可能會產生暈眩、姿勢不良、平衡感較差、節奏感不佳、踮腳尖走路、走路容易撞到人或物體、協調障礙、空間感和視覺感不佳、說話和聽力較差等現象（圖3-5）。在此，提供〇至三歲適用的張力迷路反射檢測。

圖 3-5：當心！這是頸椎以下的身體反射出問題

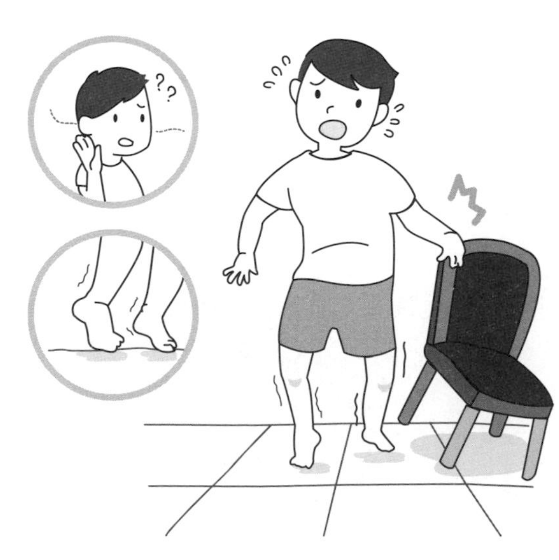

張力迷路反射 檢測（一）

❶ 讓幼兒躺在床上，大人用一手之力將幼兒輕輕從頸部托起、頭部後仰，幼兒會出現手腳同時伸直的反應，屁股以下不離開床。

❷ 幼兒托起後，大人的手改拖住幼兒的頭部往前彎，這時候幼兒會做出兩手向胸前舉、兩腿回縮的反射動作。

❸ 張力迷路反射正常出現在〇至四個月的幼兒，三歲以後應該就會消失。

☑ OK！做得到，張力迷路反射檢測，代表頸椎以下反射正常。

☒ NO！做不到，請做一三二頁整合運動。

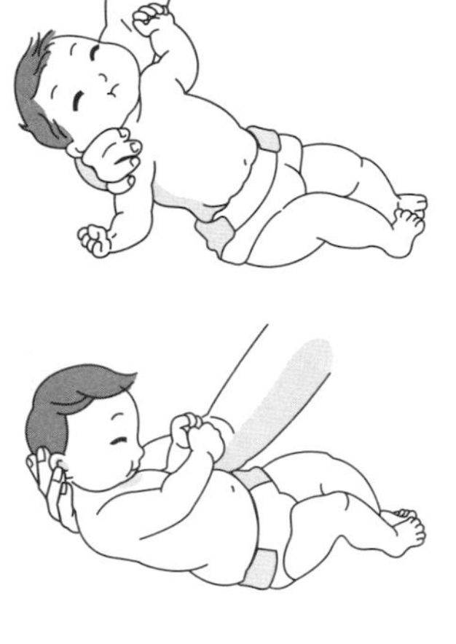

張力迷路反射 檢測（二）

❶ 大人用一手之力將幼兒輕輕從胸腹部托起，將幼兒頭往後抬，手腳便會出現伸直的張力，手腳往前往後撐的動作。

❷ 接著，將頭部往下，雙手雙腳往內蜷縮的自然反射。

❸ 張力迷路反射正常出現在〇至四個月的幼兒，三歲以後應該就會消失。

☑ OK！做得到，代表頸椎以下反射正常。

☒ NO！做不到，請做一三二頁整合運動。

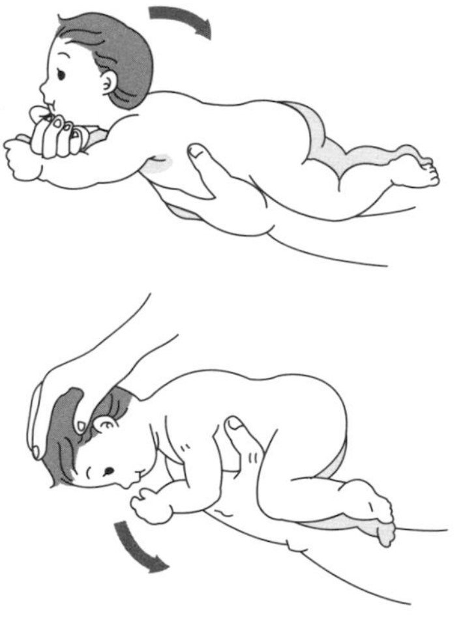

張力迷路反射　成人檢測正常反應

這裡提供適用學齡兒童（八歲以上），以及成人的張力迷路反射測試。

❶ 先請他頭朝下躺在瑜伽墊上。

❷ 接著，讓他做出起飛的姿勢，也就是頭微往後仰、下巴離地，雙手往後伸直為往上抬，同時兩腿打直往上抬這時候臀部有力，而且雙手和雙腳能夠有力撐起，並離開地面。

❸ 有些人會做不到，雙手會碰觸到地面，雙腳雖撐起離地，但雙腳無法一起撐直，呈現一隻腳高、一隻腳低的情況。

☑ OK！做得到，代表正常。

☒ NO！做不到，請做一三二頁的整合運動。

張力迷路反射檢測

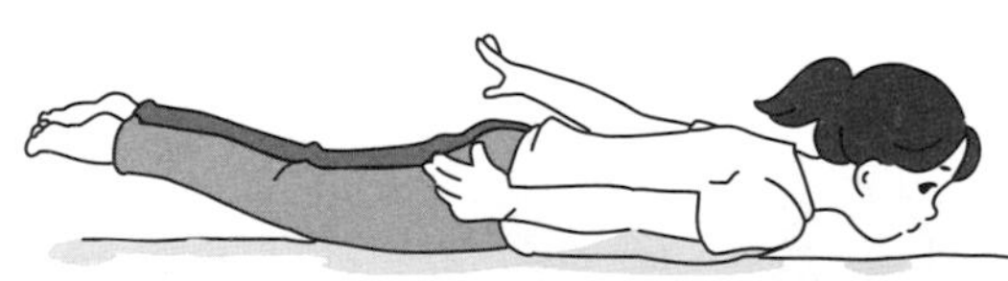

做得到，表示正常。

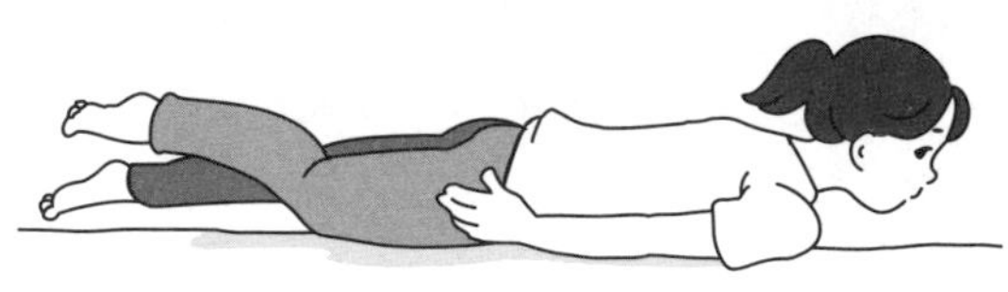

做不到，請做張力迷路反射整合運動。

殘留肌力張力反射 檢測（一）

以下提供適用十三歲以上的殘留肌力張力反射檢測。

❶ 當超過三歲之後，不管是大人或小孩應該要能夠做出左圖的動作。

❷ 趴躺在瑜伽墊上，頭抬起且微往後仰，雙手能夠輕鬆地往後伸展，而屁股的臀大肌（屁股）應該要相對變得有力。

❸ 如果無法感受自己變得有力時，可以請人在一旁測試大腿往後的力量。

☑ OK！做得到，代表正常。

☒ NO！做不到，請做一三二頁以及一三八至一四〇頁整合運動。

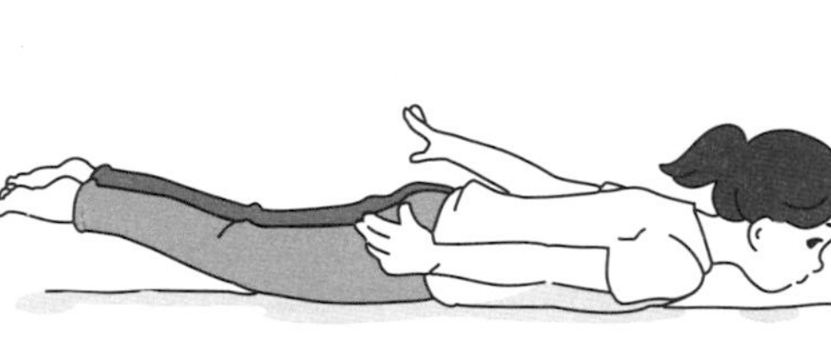

殘留肌力張力反射 檢測（二）

❶ 不管是大人或小孩應該要能夠做出左圖的動作。

❷ 仰躺在瑜伽墊上，頭抬往前彎、肩膀離開瑜伽墊，雙手在胸前做出環抱狀，雙腿彎曲且離開瑜伽墊。

❸ 這時候，彎曲大腿的髂腰肌（大腿前側靠近恥骨的位置）應該要變得有力。如果大腿的髂腰肌力量不足，代表沒通過測試。

❹ 如果無法感受自己變得有力的地方時，可以請人在一旁測試大腿的力量。

☑ OK！做得到，代表正常。

☒ NO！做不到，請做一三二頁以及一三八至一四〇頁整合運動。

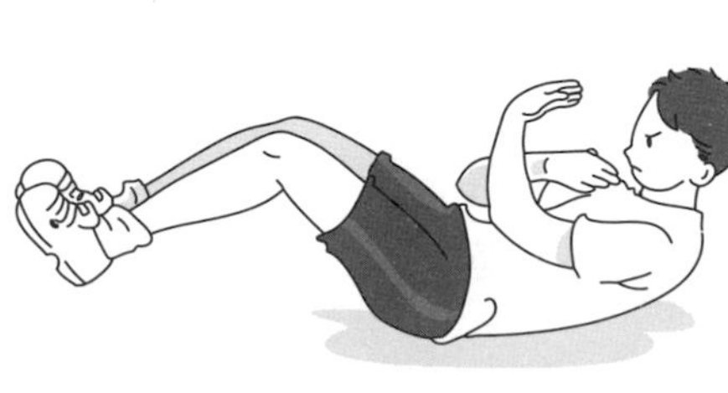

2 對稱性頸部張力反射：手眼協調、過動、閱讀障礙

對稱性頸部張力反射（STNR）是正常會出現在嬰兒期六至十一個月的原始反射，但是如果到六個月大反射還未消失，或是測試出現異常，可能會出現姿勢不良、坐下時容易駝背、肌肉張力較低、走路兩手擺動比較像猿猴、在壓力狀態下無法集中注意力、眼球追視物體有困難、學習游泳有困難、閱讀障礙等等。

另外，如果嬰幼兒時期沒有經歷爬行階段，坐地時會坐在雙腳上呈現W型坐姿、有過動傾向、手眼協調較差，以及交互看遠看近會有問題，例如課堂上抄寫黑板、餐桌上吃東西容易掉滿地。

以下提供適用六個月以後的嬰幼兒和成人檢測的對稱性頸部張力反射檢測。

對稱性頸部張力反射 檢測

❶ 大人用一手之力將幼兒輕輕從胸腹部托起。

❷ 抬頭時，兩手臂會自然打直，下肢彎曲。低頭時，兩手彎曲，下肢伸直。

❸ 對稱性頸部張力的原始反射，常出現在六至十一個月的嬰兒時期

☑ OK！做得到，代表正常。

☒ NO！做不到，做一三三頁以及一三八至一四〇頁整合運動。

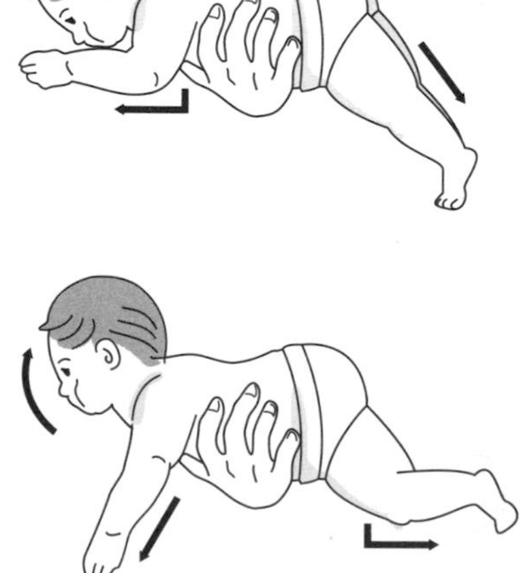

對稱性頸部張力反射

成人檢測正常反應

這裡提供適用學齡兒童（八歲以上），以及成人的張力迷路反射測試。

❶ 預備動作，四足跪地，先讓背部保持平坦。

❷ 接下來，將頭部緩慢地由下往上抬，再慢慢地由上往下低頭。

❸ 同時要觀察手臂、骨盆、雙腿是否有移動。

❹ 手臂、骨盆、雙腿是否穩固，手臂是否無法打直不動。

☑ OK！做得到，代表正常。

☒ NO！做不到，請做第一三三頁整合運動。

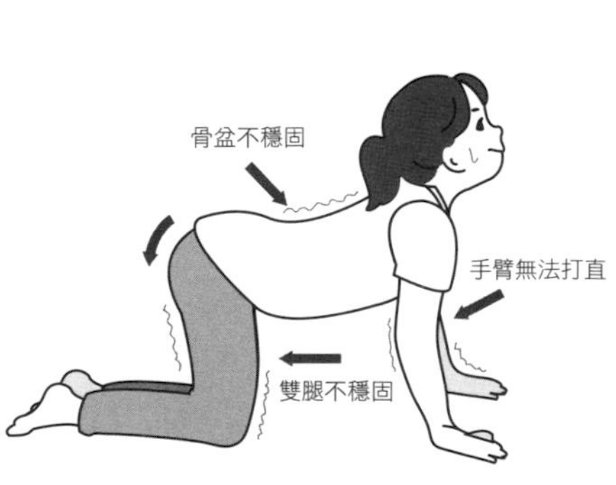

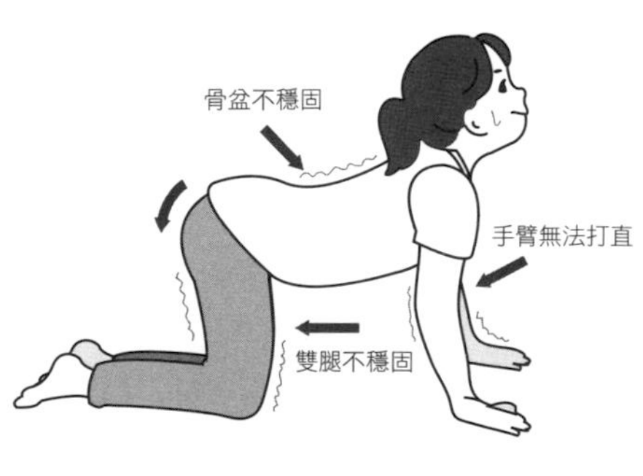

殘留肌力張力反射 檢測

以下提供適用十三歲以上的殘留肌力張力反射檢測。

❶ 首先，仰躺在瑜伽墊上。

❷ 將頭頸部往前彎曲、肩膀不離開瑜伽墊，這時候上肢手臂彎曲的力量應該會變強，伸展力量會變弱。

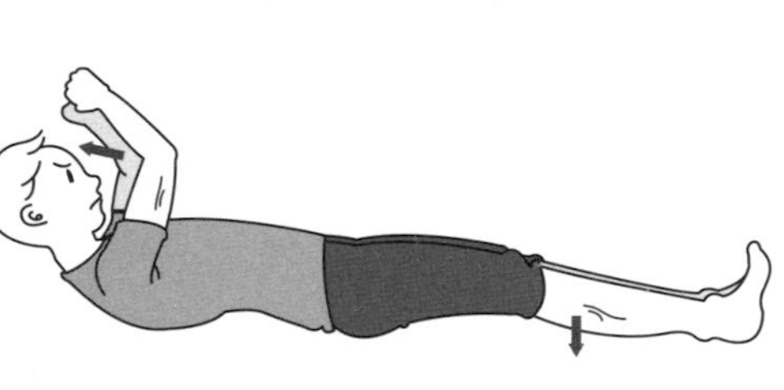

❸ 接著測試反向動作，將頭頸部往後仰，這時候上肢手臂伸展的力量應該會變強，彎曲力量會變弱。

❹ 如果無法感受自己變得有力的地方時，可以請人在一旁測試彎曲的右手。

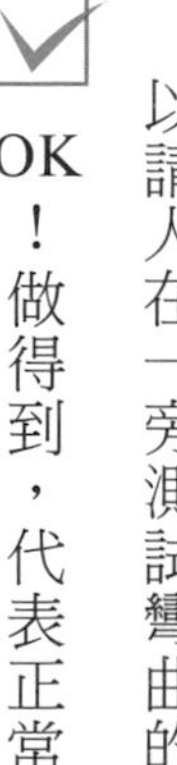
OK！做得到，代表正常。

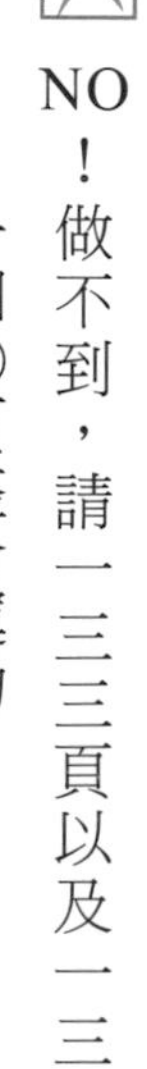
NO！做不到，請一三三頁以及一三八至一四〇頁整合運動。

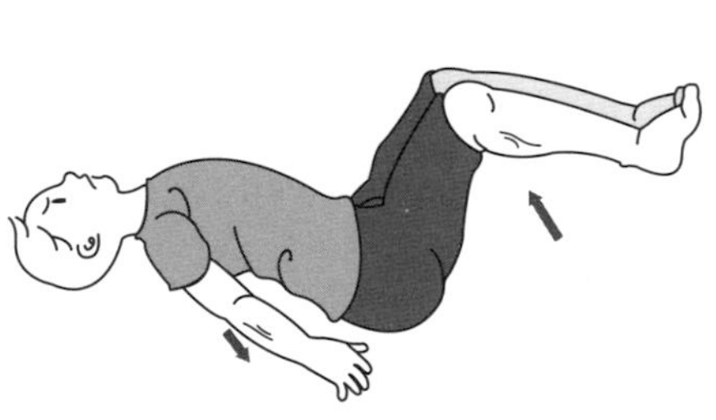

3 不對稱性頸部張力反射：步態不協調、頸腰與髖關節異常

不對稱性頸部張力反射（ATNR）又稱為弓箭反射，正常出現在四至六個月的原始反射。

如果六個月後還沒有消失，可能是大腦發展受阻，幼兒可能無法做出翻滾、爬行、拍手、手摸嘴巴的動作。

另外，日後可能會有下列問題：慣用眼、耳、腳、手左右側不一致、手眼協調較差、步態較為怪異、學業成績表現較差、運動能力較差、數理和閱讀能力較差、頸部，腰部和髖關節肌肉張力異常，嚴重的個案甚至會有髖關節脫臼的現象（圖 3-6）。

以下提供適用六個月以後的嬰幼兒和成人檢測的不對稱性頸部張力反射檢測。

圖 3-6：當心！這是不對稱頸部張力反射出問題

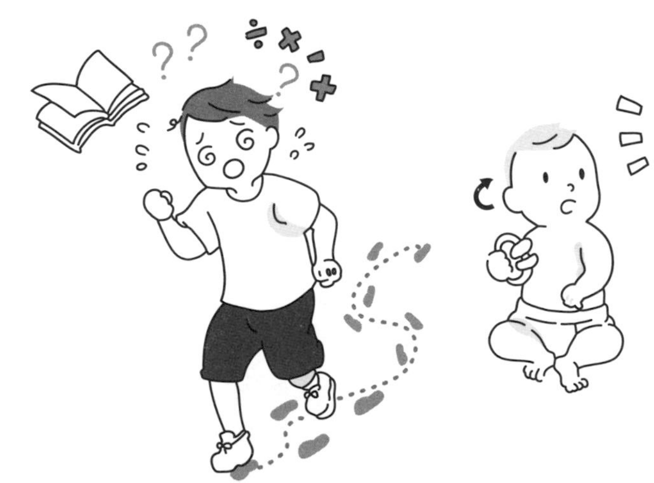

不對稱性頸部張力反射 檢測

❶ 觀察嬰幼兒在睡覺時的睡姿，當頭部往左轉動時，會自然而產生肢體拉弓的姿勢，右臂彎曲上舉、左臂自然平放，而右側大腿會微微抬起。反之亦然。

❷ 拉弓姿勢是在四至六個月正常出現的原始反射動作。

❸ 如果轉頭時，看見一歲以上，甚至成人，他們的肩膀或是任何肢體出現扭動的現象，都屬於異常。

☑ OK！做得到，代表正常。

☒ NO！做不到，請做一三四至一三五頁整合運動。

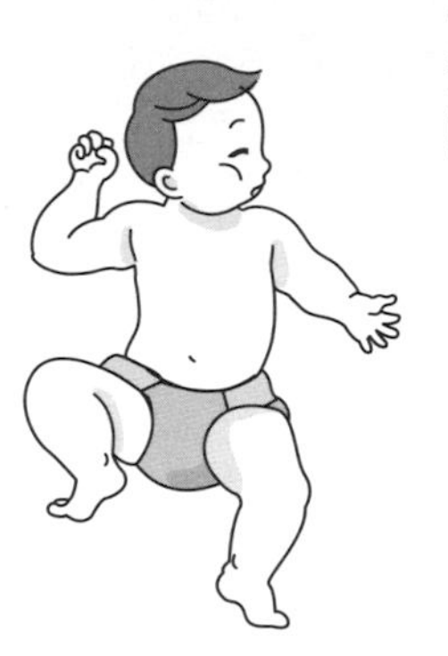

殘留肌力張力反射 檢測

這裡提供適用十三歲以上的殘留肌力張力反射測試。

❶ 頭往右轉，右側手臂伸展和右側下肢伸展力量變強，左側手臂彎曲力量和左側下肢變曲力量變強了。反之亦然。

❷ 如果無法確定自己張力是否正常，可以請人在轉頭測試對側手臂彎曲的張力變化。

☑ OK！做得到，代表殘留張力反射正常。

☒ NO！做不到，請做一三四至一三五頁，以及一三八至一四〇頁的整合運動。

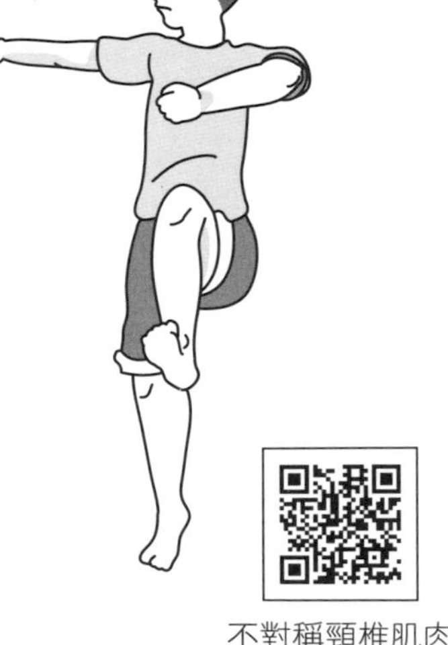

不對稱頸椎肌肉反射檢測

4 彎曲回縮反射：嚴重者脊椎、腦幹迴路出問題

彎曲回縮反射（Flexor Withdrawal Reflex）是當刺激嬰兒腳底時，會引起同側下肢彎曲抽回、上肢向後伸展，對側上肢彎曲、下肢伸展打直。

正常出現反射時期是〇至二個月，出生後三天內最為敏感，二個月後會逐漸鈍化。

皮膚對疼痛刺激會引起淺層反射，屬於一種對疼痛的自我保護機制，不會完全消失。

例如，當腳踩到尖銳物時立即收回，手碰到燙的東西時會立即縮回。

六個月後甚至成人如果在無預警的情境下，以尖銳物刺激腳底，還是會誘發反射。

不過，如果以鈍物輕微劃過腳底還會產生劇烈收縮反應，甚至身體扭動就屬於異常現象，代表大腦發展有阻礙，可能會有姿勢不良，走路身體過度扭曲，容易產生肩頸腰背疼痛問題。

如果對疼痛刺激毫無反應，可能代表著脊髓或是腦幹迴路有問題，例如脊椎損傷或是腦幹中風的病人。

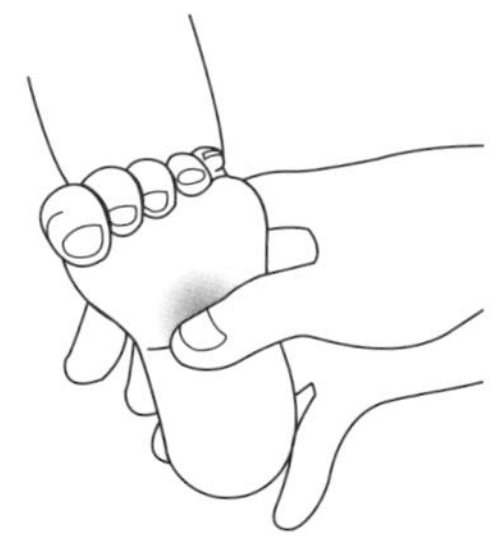

彎曲回縮反射 檢測

❶ 刺激嬰兒腳底時，會引起同側下肢彎曲抽回、上肢向後伸展，對側上肢彎曲、下肢伸展打直。

❷ 正常出現彎曲回縮反射時期是〇至二個月，出生後三天內最為敏感，二個月後會逐漸鈍化。

OK！正常：二個月以上就應該看不到。

NO！異常：檢測二個月以上的幼童或大人，碰觸腳底時如果大腿明顯回抽就代表不正常，請做一三五頁手腳按摩。

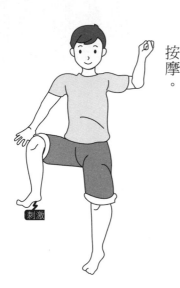

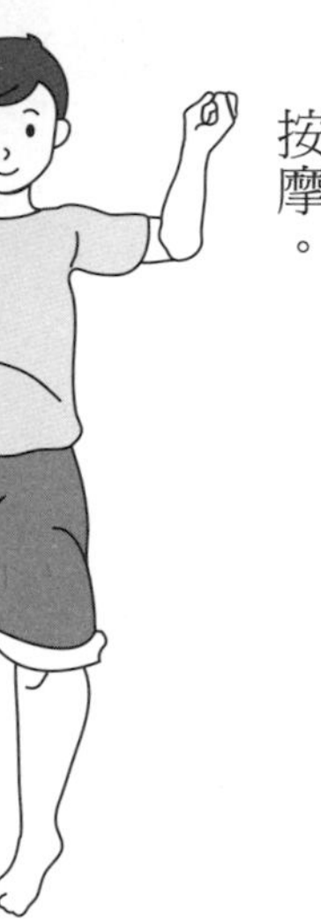

殘留肌力張力反射 檢測

以下提供十三歲以上的殘留肌力張力反射測試。

按摩右手掌或左腳掌時，下列動作肌肉張力變強：右側上肢、左側下肢彎曲張力，右側下肢、左側上肢伸直張力；下列動作肌肉張力變弱：左側上肢、右側下肢彎曲張力，左側下肢、右側上肢伸直張力。

OK！正常：肌肉有力量。

NO！異常：肌肉無力，請見第一三五頁手腳按摩、第一三八至一四〇頁的整合運動。

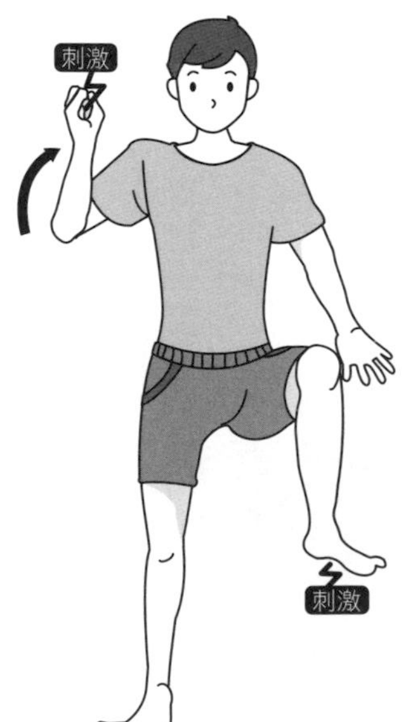

5 嘉蘭軀幹反射：尿床、坐立難安、容易脊椎側彎

嘉蘭軀幹反射（Galant Reflex），以手指平行劃過背部靠近脊椎的肌肉，身體產生扭曲的反射現象，正常出現反射時間是〇至二個月，如果九個月大時還沒有消失，可能會產生下列生理反應：

尿床、膀胱控制能力差、消化不良、坐不住、戴手環或是手錶時會坐立難安、對衣服標籤極度敏感，容易導致注意力不能集中。

成年人背部怕搔癢也是嘉蘭氏軀幹反射的現象，長期容易導致脊椎側彎、腰痛等脊椎問題的問題（圖3-7）。

圖 3-7：當心！這是背部脊椎肌肉反射出問題

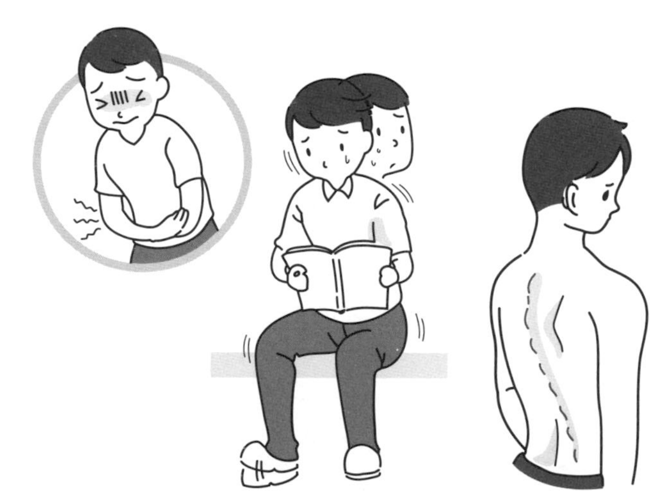

嘉蘭軀幹反射 檢測

❶ 先讓嬰兒趴著頭朝下，大人以手指平行劃過嬰兒背部靠近脊椎的肌肉，這時候嬰兒身體會產生扭曲的反射現象。

❷ 正常出現反射出現時間是〇至二個月，如果九個月大時還沒有消失，就代表有問題。

☑ OK！正常：〇至九個月會有此反射，九個月以後應該要完全消失。

☒ NO！異常：九個月以後，甚至成人還出現此反射或是被不怕搔癢就代表不正常，請做一三六頁整合運動。

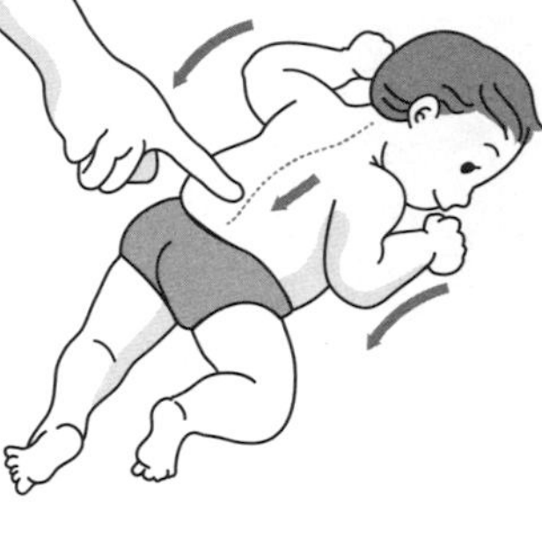

嘉蘭軀幹反射

殘留肌力張力反射 檢測

以下提供十三歲以上的殘留肌力張力反射測試。

❶ 劃過右側腰部，正常人右側膝蓋彎曲的力量會變弱，左側膝蓋彎曲的力量會變強。反之亦然。

☑ OK！正常：同側膝蓋彎曲力量轉弱，對側膝蓋彎曲力量變強。

☒ NO！異常：請做一三六頁、以及一三八至一四〇頁的整合運動。

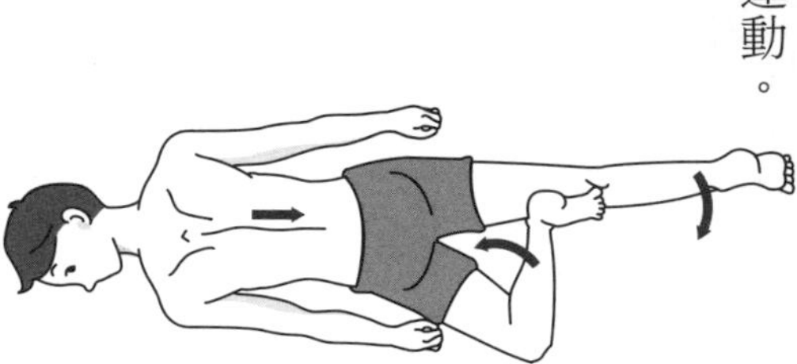

3-4

原始反射整合運動，預防病痛、改善過動

我將在以下分享原始反射自我整合運動，方便大家做自我改善，將有助於預防病痛、體態不佳、情緒障礙、學習困難、過動等的發生。

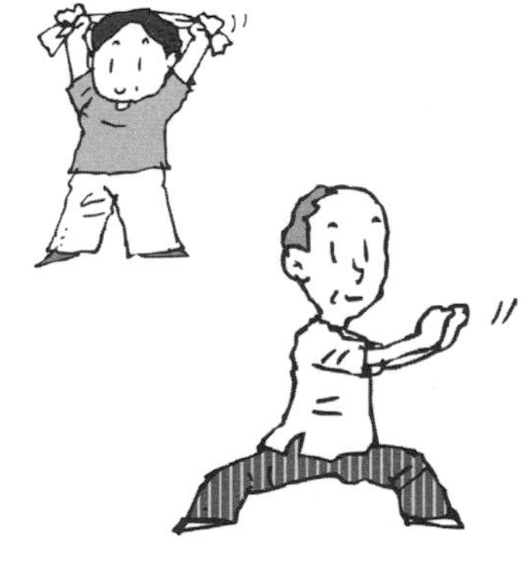

一般而言，原始反射出現的次數達到一定數量，自然會誘發出大腦的抑制，進入發展的下一階段。

因此，當我們發現身體還有原始反射時，可以每天重複的誘發出原始反射，直到反射自然消失。

五種原始反射整合運動，大腦好、健康來

前面提供張力迷路反射、對稱性頸部張力反射、不對稱性頸部張力反射、彎曲回縮反射、嘉蘭軀幹反射等五種原始反射測試，可以讓大家盡早知道自己的弱項。

張力迷路反射 整合運動（一）：手腳平飛

❶ 趴在瑜伽墊上，頭後仰，雙臂往前伸直平舉，兩腿打直往上抬，這時候也同時訓練到核心肌群和臀大肌。

❷ 持續十五秒，每天重複做十次。

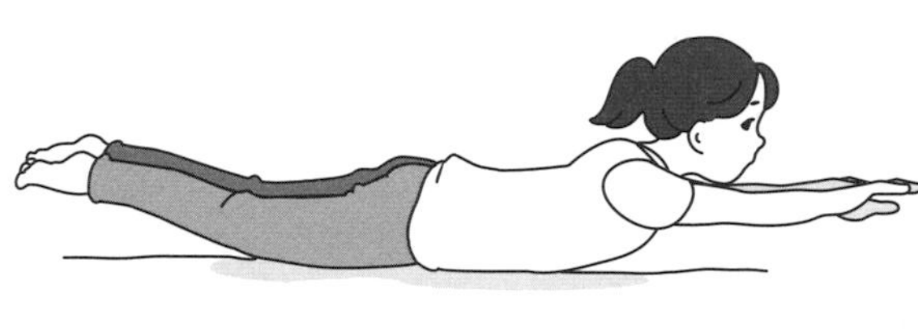

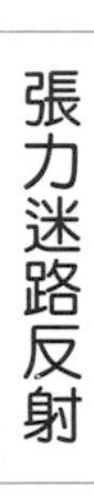

張力迷路反射 整合運動（二）：雙手環抱雙腿

❶ 躺平在瑜伽墊上後，頭往前彎，雙手環抱雙腿，並盡量往腹部靠攏，想像自己就像一個球一樣。這個動作可以同時按摩到下背部及腰部。

❷ 持續十五秒，每天重複做十次。

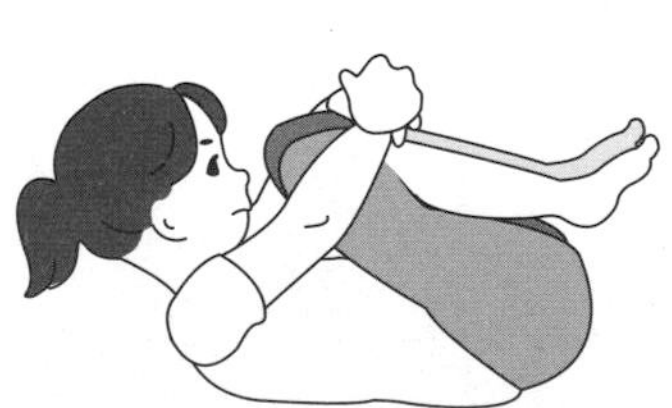

對稱性頸部張力反射

整合運動(一):四足跪姿牛式

❶ 做四足跪姿的牛式,頭抬高,吸氣時讓背部向下壓。

❷ 停留十秒鐘,每天重複十至十五次。

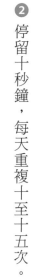

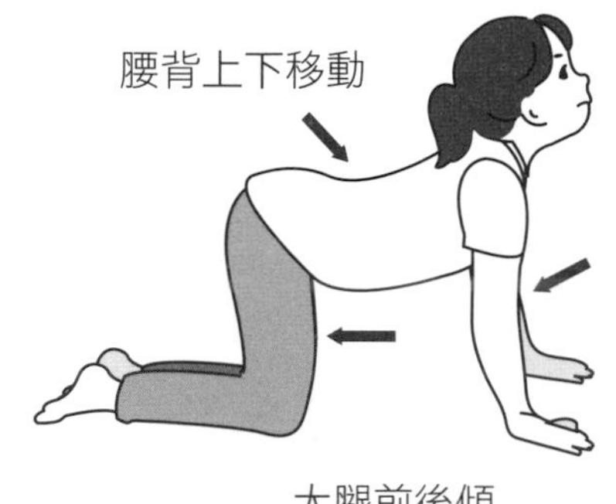

四足跪姿牛式
四足跪姿貓式

對稱性頸部張力反射

整合運動(二):四足跪姿貓式

❶ 做四足跪姿的貓式,吐氣時將背部拱起。

❷ 停留十秒鐘,每天重複十至十五次。

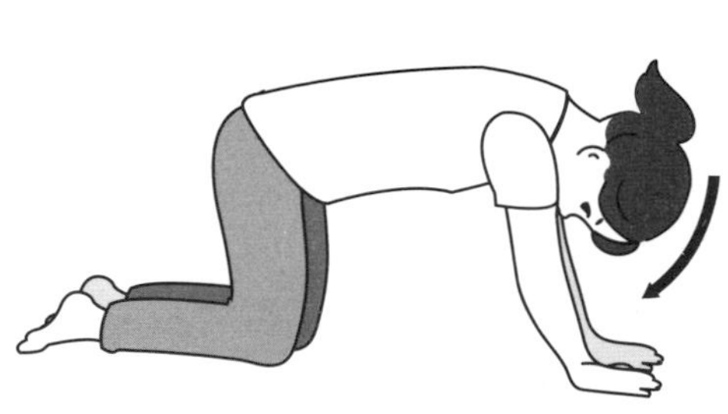

不對稱性頸部張力反射

整合運動(一)：轉頭及單側抬手腳

❶ 趴在瑜伽墊上，臉朝右。

❷ 上舉右手臂和右腿，左手臂左腿保持伸直不動，停留十秒鐘。

❸ 右手臂和右腿回原位，頭部仍保持右轉。

❹ 保持前一個動作，只有頭往左轉，停留十秒鐘。

❺ 頭在左轉狀態下，再上舉左手臂和左腿。

❻ 左手臂和左腿回原位，頭部仍保持左轉。

❼ 保持前一個動作，只有頭往右轉，停留十秒鐘。

❽ 如此完成一次循環動作，每次重複十次循環，每天練習二至三次。

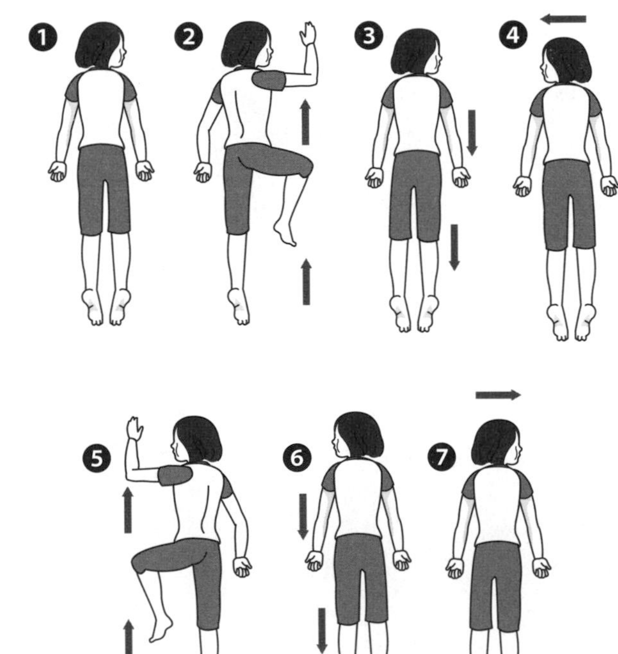

轉頭及單側抬手腳

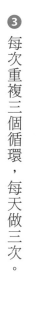

不對稱性頸部張力反射

整合運動(二)：轉頭踏步

❶ 採站立姿，雙手平舉，頭往右轉，兩腳抬高，原地跑步十秒鐘。

❷ 將頭往左轉，雙手仍保持平舉，一樣原地跑十秒。

❸ 每次重複三個循環，每天做三次。

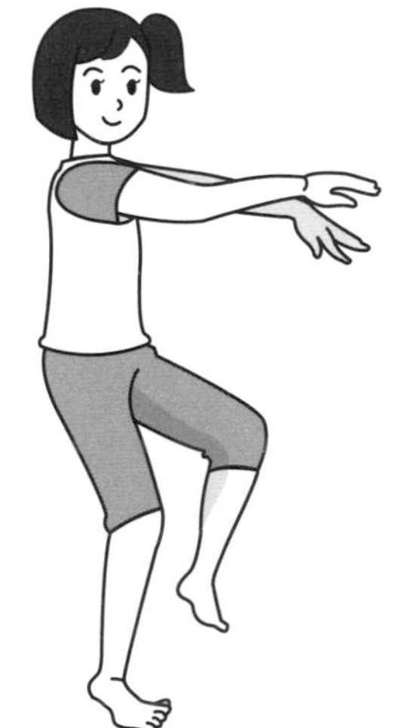

轉頭踏步

彎曲反射

整合運動：手腳按摩

❶ 多赤腳踩地。

❷ 按摩兩手掌心以及腳掌心。

❸ 每天花二至五分鐘，輕按即可，避免力道過重，引起不適感。

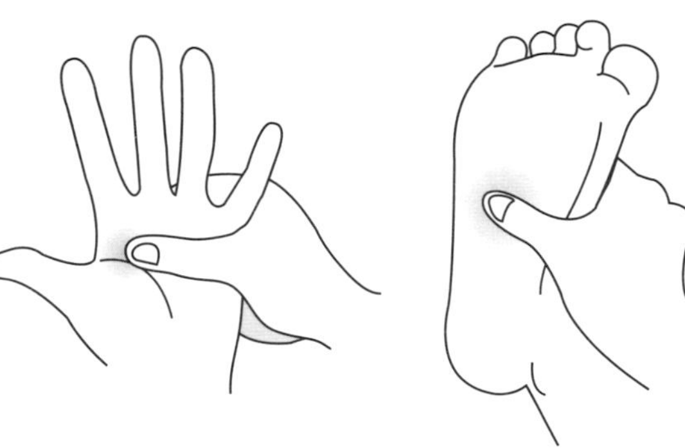

嘉蘭反射 整合運動（一）：海星運動

❶ 仰躺在瑜伽墊上，讓臉朝上，背部貼地。

❷ 雙手雙腳輕貼地面，緩慢張開往外往上畫圓。雙手、雙腿張開到自己的極限即可。

❸ 雙手雙腳一起慢慢回到手腳並攏的狀態。

❹ 過程來回大約各十秒完成。每次重複動作十下，每天做二至三次。

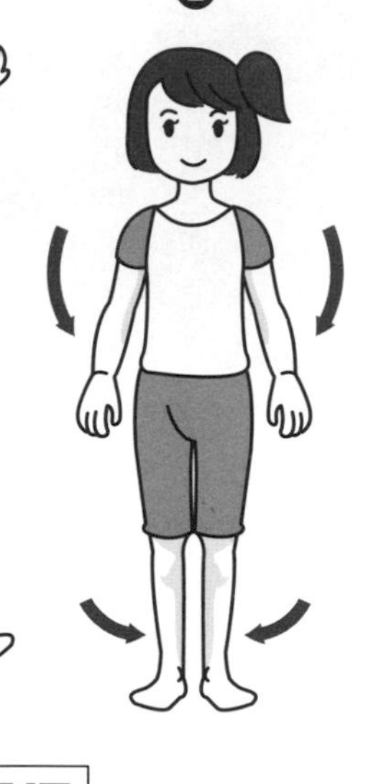

海星運動

嘉蘭反射 整合運動（二）：背部刺激

❶ 用手指指腹在背部脊椎肌肉處由上往下大範圍慢慢地刮，力到由輕而重刺激。

❷ 透過慢慢的去敏感過程，直到對背部刺激不再產生任何反應為止。

❸ 每天早晚各做一次，每次約二至三分鐘。

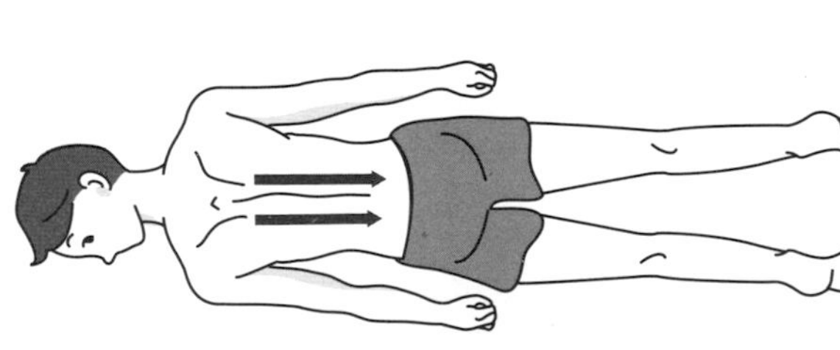

3-5

殘留肌力反射做不到，三種運動幫你改善

在3-4所提到的五種殘留肌力張力測試中，如果發現應該要有力量的手或腳等部位，竟然無法如書中所說的變得有力，那就是顯示身體內建肌肉張力反應鍊出現異常。

五種殘留肌力張力測試不過的調校運動

針對殘留肌力張力反射測試做不到或檢測效果不佳者，提供三種日常運動選項：

一、上肢（肌肉張力）整合運動，見一三八頁。

二、下肢（肌肉張力）整合運動，見一三九頁。

三、全身（肌肉張力）整合運動，見一四〇頁。

建議由上肢整合運動開始練習，然後再開始做下肢整合運動，熟練之後才做難度最高的全身整合運動。

請將這三種運動落實到日常生活當中，練習一段時間後，再回過頭去重新嘗試做當初做不到位的殘留肌力張力反射測試，就會發現努力練習換得甜美成果：這些測試都能做到了。

上肢（肌肉張力）整合運動

❶ 仰躺在瑜伽墊上，先做好預備動作：頭朝右轉，左手肘彎曲、握拳置於胸前，右手略平舉、手心朝上，兩腿輕鬆伸直。

❷ 慢慢地將頭回正，同時雙手也慢慢地移動放在身體兩側、兩手心朝上，兩腿一樣輕鬆伸直；身體呈自然仰躺姿勢。

❸ 將頭朝左轉，同時讓右手肘彎曲、握拳置於胸前，左手略平舉、手心朝上，兩腿仍維持輕鬆伸直。如此即完成一次的動作，反之亦然。

❹ 注意頭手腳這三個部位必須很緩慢地同時變換動作，精確的控制每個肢體動作，整個過程大約三〇秒。

❺ 一天重複兩次。

上肢整合運動

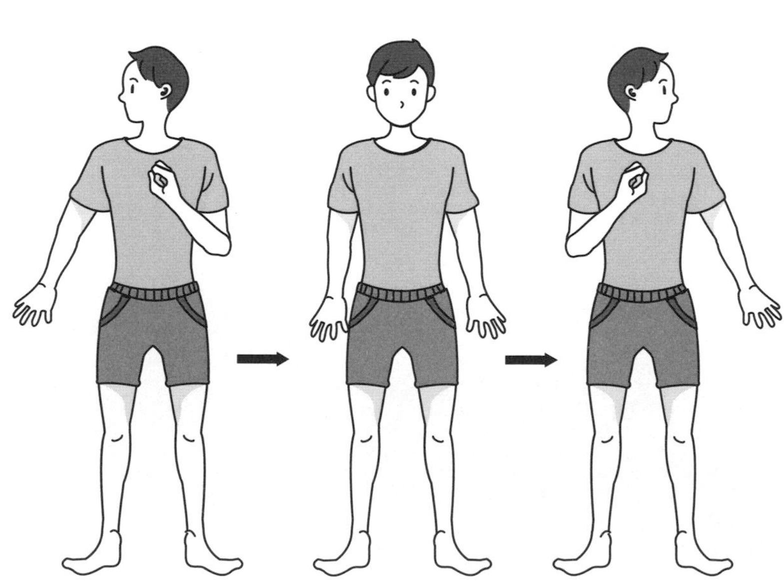

下肢（肌肉張力）整合運動

❶ 仰躺在瑜伽墊上，先做好預備動作：頭朝右轉，右大腿盡量往上抬起（大概在腰部位置），左腳伸直放鬆；這時候雙手自然平放身體兩側。

❷ 將頭轉正，同時右腿慢慢地自然伸直，雙手一樣平放身體兩側；身體呈自然仰躺姿勢，雙手心朝上。

❸ 將頭朝左轉，左大腿慢慢地盡量往上抬起（大概在腰部位置），右腳保持伸直放鬆，雙手仍維持自然平放身體兩側。如此即完成一次的動作，反之亦然。

❹ 注意頭手腳這三個部位必須同時很緩慢地變換動作，精確的控制每個肢體動作，整個過程大約三〇秒。

❺ 一天重複兩次。

下肢整合運動

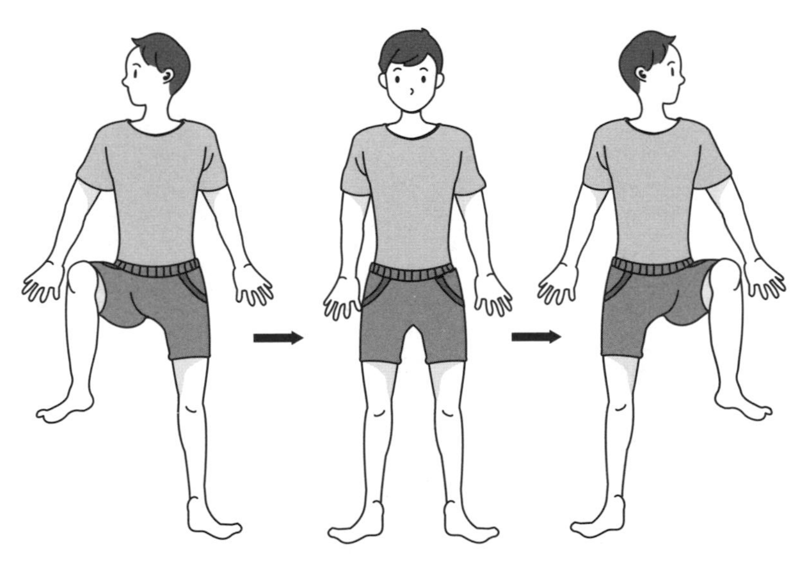

全身（肌肉張力）整合運動

❶ 仰躺在瑜伽墊上，做好預備動作：頭朝右轉；左手肘彎曲、握拳置於胸前，右手略平舉，手心朝上；右大腿盡量往上抬起（大概在腰部位置），左腳伸直放鬆。

❷ 將頭轉正，左手放下、右手放下、右大腿也慢慢放下，讓右腿自然伸直；身體呈自然仰躺姿勢、雙手心朝上。

❸ 將頭往左轉，讓右手肘彎曲、握拳置於胸前，左手略平舉，手心朝上，兩腿仍維持輕鬆伸直。如此即完成一次的動作，反之亦然。

❹ 注意頭手腳這三個部位必須很緩慢地變換動作，精確的控制每個肢體動作，整個過程大約三〇秒。

❺ 一天重複兩次。

全身整合運動

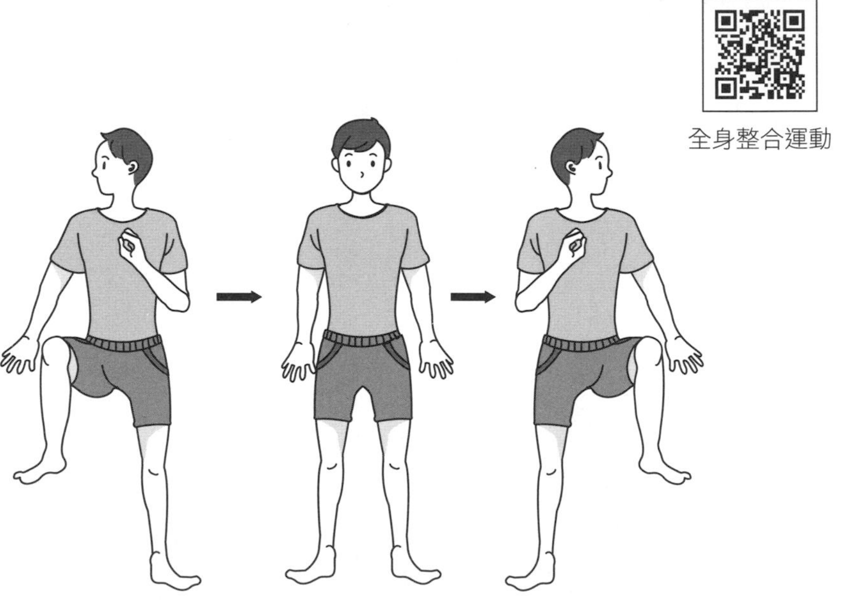

一個動作30秒完成，建議每天做10次

3-6

大腦失衡，用看的就知道

從臉部、體態、步態，看出左右腦平衡狀態

正常人的大腦是左右腦平衡的狀態，但也並非固定如此，而是始終在內外在動態擾動中求取平衡。

也因此，當大腦的某一側持續退化，就會影響我們的身心狀況（請見第四九至五一頁「左右腦輪流弱化、失能、失衡一覽表」）。

想必大家都很想了解自己大腦狀態，在此提供自我檢測的方法，能找出大腦退化的蛛絲馬跡，進而提醒自己從小地方改善，將失衡處的大腦給平衡回來，活化自己的大腦，健康自然好。

自我檢視的內容包括：臉部觀察、體態觀察、步態觀察這三項，可以利用鏡子或親友從旁協助，觀察究竟是右腦還是左腦有不平衡的徵兆，現在就開始吧！

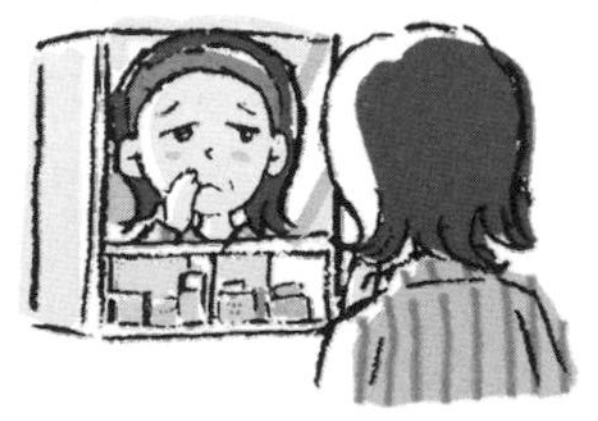

臉部觀察

大腦會直接影響臉部肌肉的張力。因此，透過照鏡子或是拍照觀察臉部幾個重要特徵是否有左右差異，就可以得知左右腦的狀態。在此舉例右腦狀態較差的情況：

❶ 右額皺紋比較少。
❷ 右側眉毛較低。
❸ 右側眼瞼下垂。
❹ 右側法令紋較淺或是較低。
❺ 右側嘴角比較低。
❻ 舌頭往外伸出時會往右偏。
❼ 反之左側亦然。

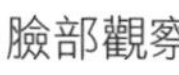
臉部觀察

體態觀察

在此舉例右腦狀態較差的情況：

❶ 頭部側傾到右邊，頭偏左轉。
❷ 右邊肩膀較低，往內旋轉。
❸ 右手肘內旋並且較為彎曲。
❹ 右手大拇指朝內側旋轉。
❺ 右大腿膝蓋往外旋轉。
❻ 右腳掌往外轉。
❼ 反之左側亦然。

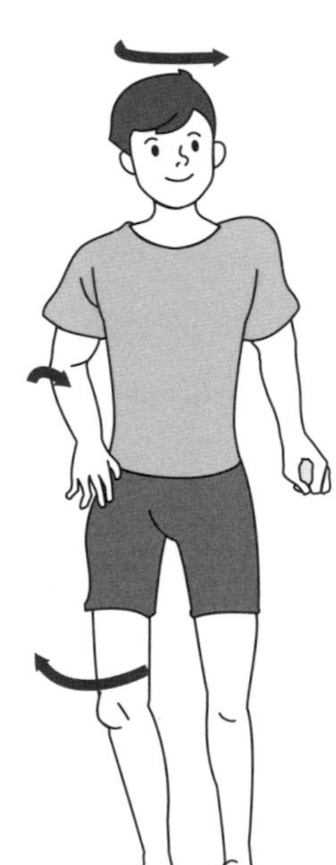

體態觀察

步態觀察

一般大腦弱化或失衡時，可以從走路姿態觀察出來：

❶ 走路時弱邊手臂擺動幅度較小。

❷ 弱邊腳掌下垂，比較容易被絆倒。

❸ 原地踏步走時無法維持定點，由於肌肉張力不一致導致步幅不一，容易往弱邊轉圓圈（圖 3-8）。

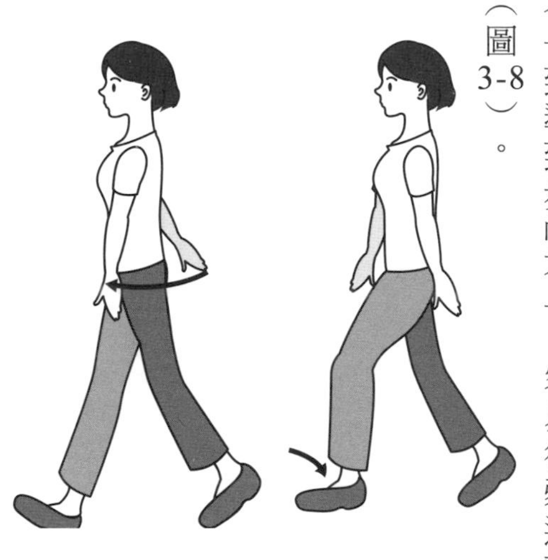

圖 3-8：原地踏步測試示意圖

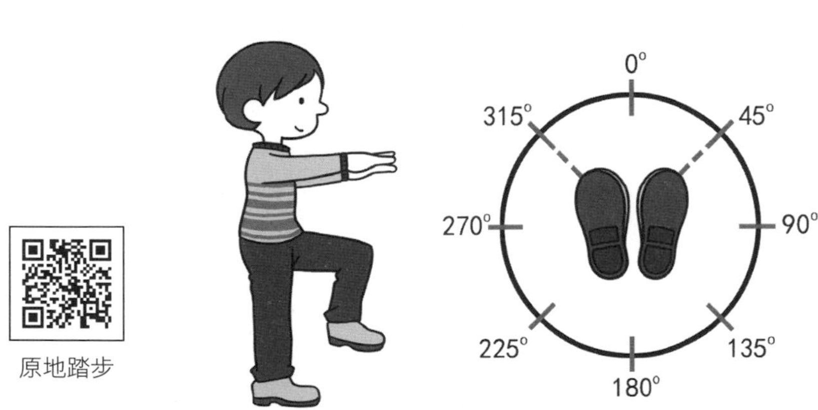

閉上眼睛、將兩手平舉，腳抬高，在原地踏步 50 下。

如果你身體旋轉偏移的角度超過 30 度，或是位移超過 50 公分，就代表大腦已經開始有退化的跡象。

3-7 大腦活化術，挽救弱化、失衡的左右腦

「功能神經學」的主要觀念在於強調早期發現、早期治療，除了前面提供多種檢視與觀察大腦退化的跡象之外，多項研究早已指出只要針對大腦失衡的弱項積極強化，就可以平衡左右腦、活絡大腦神經。

刺激左右腦活化術，才能強化弱邊大腦

首先要除惡，也就是排除外在因素以避免繼續惡化；其次積善，針對退化部位即時做出預防性的復健活化，而不是坐視不管等到疾病晚期，才不得不依靠藥物或是開刀。

人體擁有的十二對腦神經與腦部不同區塊，各自掌管著不同的功能，藉由外來的刺激與訓練能活化腦神經，因此我們可以針對弱化的大腦區域，或是根據自己想要加強的部分，進行特定活動去刺激腦細胞的活化。

在活化復健大腦之前，要提醒大家的是，大腦接受外界刺激的神經路徑走向，除了嗅覺（同側）以外，都具有將訊號傳遞到對側大腦的特性，所以記得選擇弱化大腦的對側給予刺激，才能達到強化弱邊大腦的目的（圖3-9、3-10）。

接下來，分別提供活化左腦及右腦的大腦復健技巧，找出自己可以持之以恆的項目來做，不久之後將會發現大腦愈來愈靈光，甚至會顯現在五官、體態，以及步態上。大腦活化術好好做，也可以是外在美容術，何樂而不為？

圖 3-9：刺激活化大腦，要順著神經路徑走向

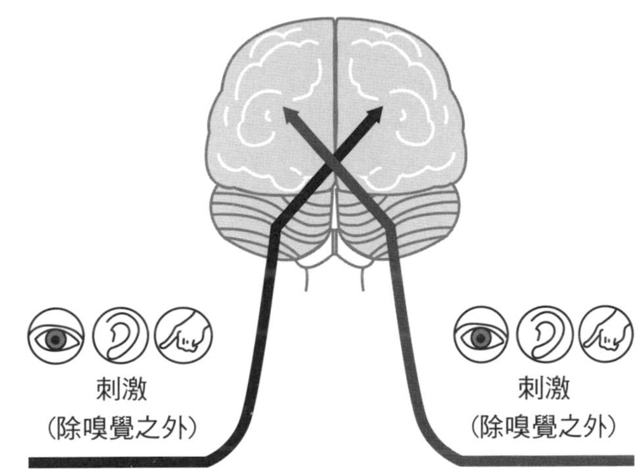

圖 3-10：活化左右腦，請這麼做！

活化左腦

聞芳香的味道
光源右側進入
右耳聽音樂
右側咀嚼
右手刷牙
右手右腳運動
打麻將或橋牌
聽節奏感強的音樂

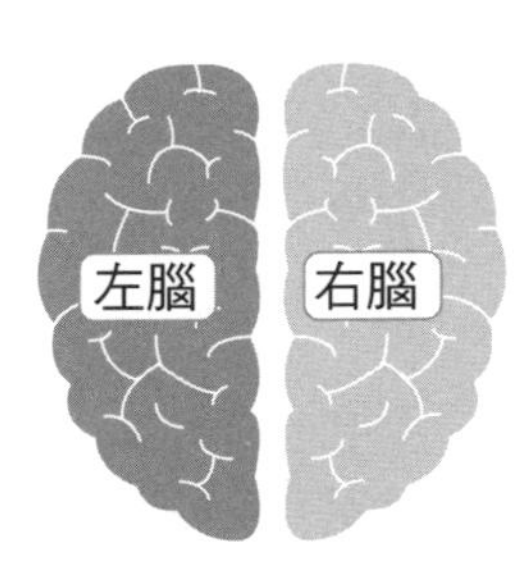

活化右腦

刺激性味道
光源左側進入
左耳聽音樂
左側咀嚼
左手刷牙
左手左腳運動
聽古典音樂
冥想、靜坐
學習新事物

活化右腦，從身體左側做起

❶ 使用比較強烈刺激性的味道，例如洋蔥，透過右鼻孔嗅吸。

❷ 利用照明光源由左側四十五度角照射，進入眼睛，透過視神經活化右大腦（圖3-11）。

❸ 練習只讓聲音從左耳進入，例如耳塞塞右耳，耳機放左耳聽音樂。

❹ 練習左側咀嚼食物，例如嚼不含代糖的口香糖，每次二至三分鐘。

❺ 每天練習用左手拿牙刷或電動牙刷刷牙。

❻ 左手左腳練習做畫八或螺旋的非線性運動（參見第一四八頁）。

❼ 左手大拇扯練習重複、快速的與其他手指指尖碰觸（參見第一四八頁）。

❽ 練習冥想、靜坐或瑜伽。

❾ 選擇聆聽古典音樂，例如莫札特的音樂，或發出低頻的缽或是鐘聲、大自然的聲音，例如風聲、流水聲、蟲鳴鳥叫的聲音。

❿ 接觸或學習新事物，例如學習新的語言、或是樂器。

活化左腦，從身體右側做起

❶ 使用精油或是比較芳香的味道。例如，薰衣草、水果香味，透過左鼻孔嗅吸。

❷ 利用照明光源由右側四十五度角照射，進入眼睛，透過視神經活化左大腦（圖3-11）。

❸ 練習只讓聲音從右耳進入，例如耳塞塞左耳，耳機放右耳聽音樂。

❹ 練習右側咀嚼食物，例如嚼不含代糖的口香糖，每次二至三分鐘。

❺ 每天練習用右手拿牙刷或電動牙刷刷牙。

❻ 右手右腳練習做畫八或螺旋的非線性運動（參見第一四八頁）。

❼ 右手大拇指練習重複快速的與其他手指指尖碰觸（參見第一四八頁）。

❽ 練習心算、算術或是參與益智活動，例如打麻將、橋牌。

❾ 聽節奏較強的音樂，例如進行曲、流行樂。

圖 3-11：進入眼睛的光線不同，有不同活化大腦效果

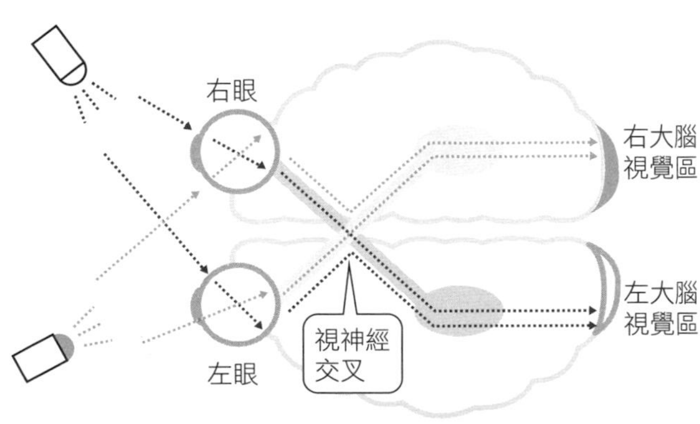

手指運動

❶ 想要活化弱邊腦就必須強化對側肢體，比方活化左腦要動動右手指。

❷ 先暗記右手食指是一、中指是二、無名指是三、小指是四。

❸ 手指運動就是讓大拇指快速地與其他手指指尖碰觸，練習數數一、二、三、四；四、三、二、一。

❹ 每天練習兩次，每次二至五分鐘。

手指運動

手腳畫八運動

❶ 想要活化弱邊腦就必須強化對側肢體，比方活化右腦要動左手、左腳；活化左腦要動右手、右腳。

❷ 將手或腳在地上（或懸空）畫八即可。

❸ 每天練習兩次，每次二至五分鐘。

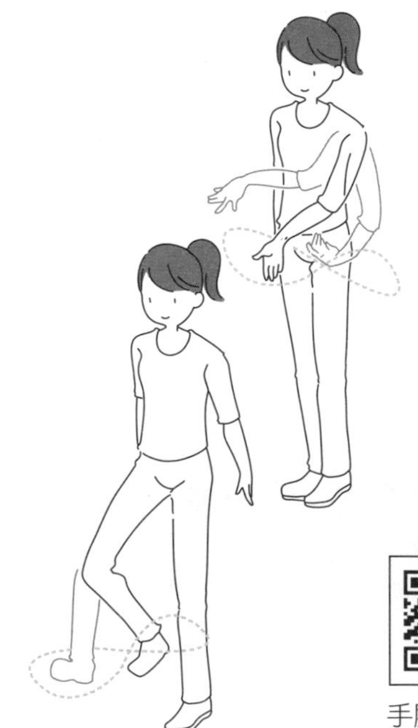

手腳畫八字運動

Chapter 4

活化腦幹，自律神經不失調

現代生活中，發生自律神經失調的比率逐年增加，這種不受意識控制的自主神經系統，對人體的身心影響之大，超乎想像，其中大腦更是扮演關鍵角色。

自律神經和諧新觀念，就是讓人處在新迷走神經的狀態之下，整個人會充滿喜悅、有歸屬感，樂於參加社交活動。因此，任何能影響下視丘、腦垂體和腦幹等腦部結構的外界環境變化，就等於能夠直接改變自律神經運作的狀態。

非常實用的十一招平衡自律神經運動，天天在家輕鬆做，就此遠離自律神經症候群。

4-1 自律神經失控，是身體在求救！

自律神經系統主要是指，大腦可以在非意識的狀態下，就可以自行調控身體各種主要生理運作的神經系統。

自律神經系統 宛如身體的自動駕駛系統

呼吸、心跳、血壓、睡眠品質、生理時鐘的調控，甚至情緒的控管，大腦的意識雖然可以改變這些生理狀態，但不是必須的。

想像人體如果是一部行進中的汽車，自律神經系統就是一套自動駕駛的系統，自動駕駛隨時偵測外部環境的變化，自行判斷做出因應的駕駛策略，可以讓駕駛人不用耗費大量的精力在開車上，但是在特殊狀況下，駕駛者隨時可以介入操控取代自動駕駛。

自律神經亦是如此，一般情況下大腦不用消耗大量的能量來操控身體的生理運作，但是在意識到危急時，大腦能夠直接快速的調整生理狀態，例如：呼吸加快、心跳加速、血壓上升等等，讓身體能夠應付突發的狀況。

自律神經系統平時是以副交感神經系統為主導，在危急的狀態時就需要交感神經系統的介入，當危機過後，副交感系統再重回主導的角色。

自律神經不平衡，莫名所以的疾病易上身

現代人生活環境長期處在高壓的狀態，導致交感神經系統一直處於主導的角色，當壓力達到一定程度後，即使解除壓力，自律神經卻一直被鎖在交感神經系統主導的狀態，沒辦法轉換成副交感神經系統來主導生理功能，因此產生了自律神經失調。

現代生活中，發生自律神經失調的比率逐年增加，已經成為一種司空見慣的問題。

失眠、焦慮、高血壓、頭痛、頭暈、胸悶、心跳過快、消化不良、長期腹瀉、長期慢性疼痛等等常見的自律神經失調症狀。

但是，由於是神經失調所引起的症狀，一般的檢驗可能看不出有任何器官出現狀況。

於是，患者頻繁的進出醫院各科門診，依賴各種藥物來緩和症狀並不能解決根本問題。隨著症狀的加劇，最後甚至被歸類為精神疾病的病人，靠精神藥物來控制病情。

其實，自律神經失調可以藉由改變作息、生活和工作環境、發現壓力的來源並且去做改善，再加上一些書上所提出的自律神經平衡運動，很多症狀都能達到一定程度的緩解。

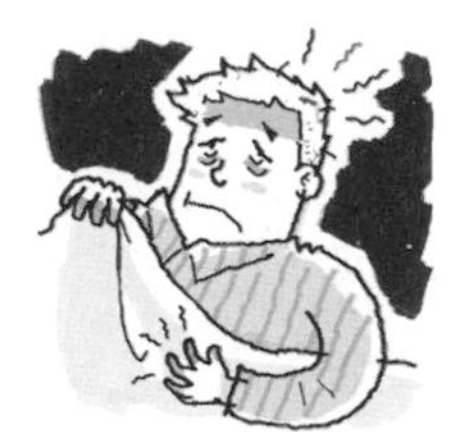

4-2 對自律神經的認識，不要落伍了！

正常運作的自律神經狀態，分別由迷走神經（第十對腦神經）來主導副交感神經，而脊髓中的脊椎交感神經（胸椎第一節到腰椎第二節）則是主導交感神經系統。

不受控制的自律神經，訊息接受仍要經過大腦

身體接收外界環境的各種資訊，在大腦匯整後，經由下視丘、腦垂體和腦幹，再透過迷走神經和脊神經來控制身體各個器官的運作。

因此，任何可以影響下視丘、腦垂體和腦幹這三個腦部結構的外界環境變化，就直接改變了自律神經運作的狀態。

例如，光線、聲音、溫度、周遭的人事物、是否在安全或危險的情境。

過去傳統自律神經系統被粗略的區分為交感神經和副交感神經兩大系統（圖4-1），兩者相互拮抗進而控制全身各個器官的生理反應。

例如，在一般放鬆無壓力的狀態下屬於副交感神經系統在主宰身體，但是在緊急，外界壓力的情境下，交感神經系統此時就介入主導各種身體的生理反應，進而使我們的身體能夠具有應付外界壓力的能力。

多層迷走神經理論，開啟自律神經治療新視野

然而，在近幾年，由史蒂芬．波吉斯博士（Stephen Porges, PhD）提出了多層迷走神經理論（PolyVagal theory），修正了過去對於自律神經運作的理解，也改變了對於自律神經失調患者的治療策略與方法。

他發現自律神經系統並不是單純的交感神經與副交感神經的相互拮抗，而是透過主要下列三種神經結構之間的交互作用而形成的。

這三種神經分別是交感神經的「脊髓交感神經鏈」，和副交感神經系統的「迷走神經」的新舊迷走神經兩個分支。

要特別說明的是，副交感神經系統的迷走神經其下，背側分支迷走神經又稱為「舊迷走神經」，提供橫膈膜下方器官（如消化道）的神經調節；以及第三種腹側分支迷走神經系統，又稱為「新迷走神經」，主要調節心跳與呼吸（圖4-2）。

也因此，依照最新理論來說，自律神經系統發展的順序，應該是：舊迷走神經↓脊髓交感神經鏈↓新迷走神經。

如果說，萬為唯心造；那麼，不受意識控制的自主神經系統，對人體的身心影響之大，絕對超乎我們的想像；而其中大腦更是扮演關鍵角色。

圖 4-1：自律神經系統示意圖

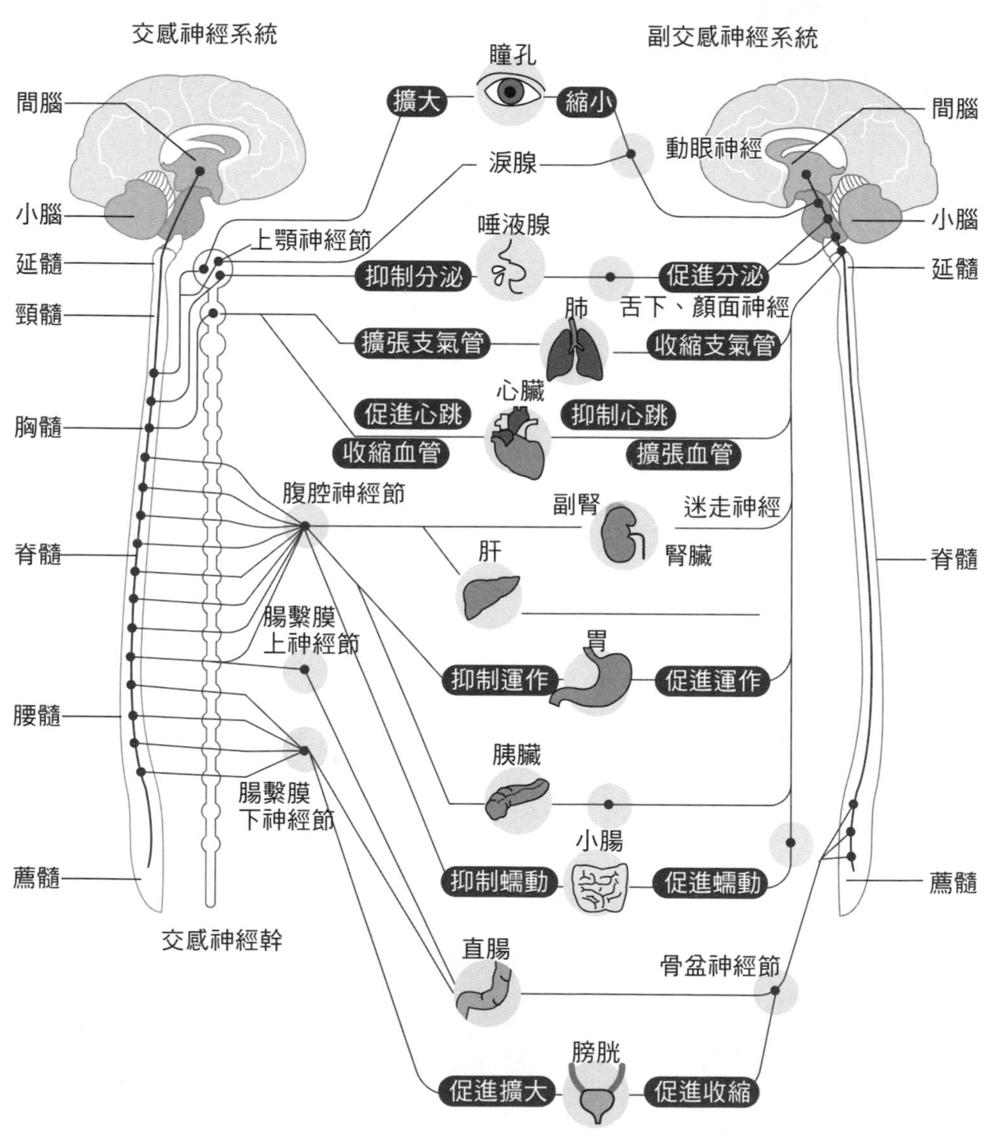

交感神經系統
副交感神經系統
瞳孔
擴大
縮小
間腦
小腦
延髓
頸髓
胸髓
脊髓
腰髓
薦髓
淚腺
動眼神經
上顎神經節
唾液腺
抑制分泌
促進分泌
舌下、顏面神經
肺
擴張支氣管
收縮支氣管
心臟
促進心跳
抑制心跳
收縮血管
擴張血管
腹腔神經節
副腎
迷走神經
腎臟
肝
腸繫膜
上神經節
胃
抑制運作
促進運作
胰臟
腸繫膜
下神經節
小腸
抑制蠕動
促進蠕動
交感神經幹
直腸
骨盆神經節
膀胱
促進擴大
促進收縮

圖 4-2：新迷走神經與舊迷走神經示意圖

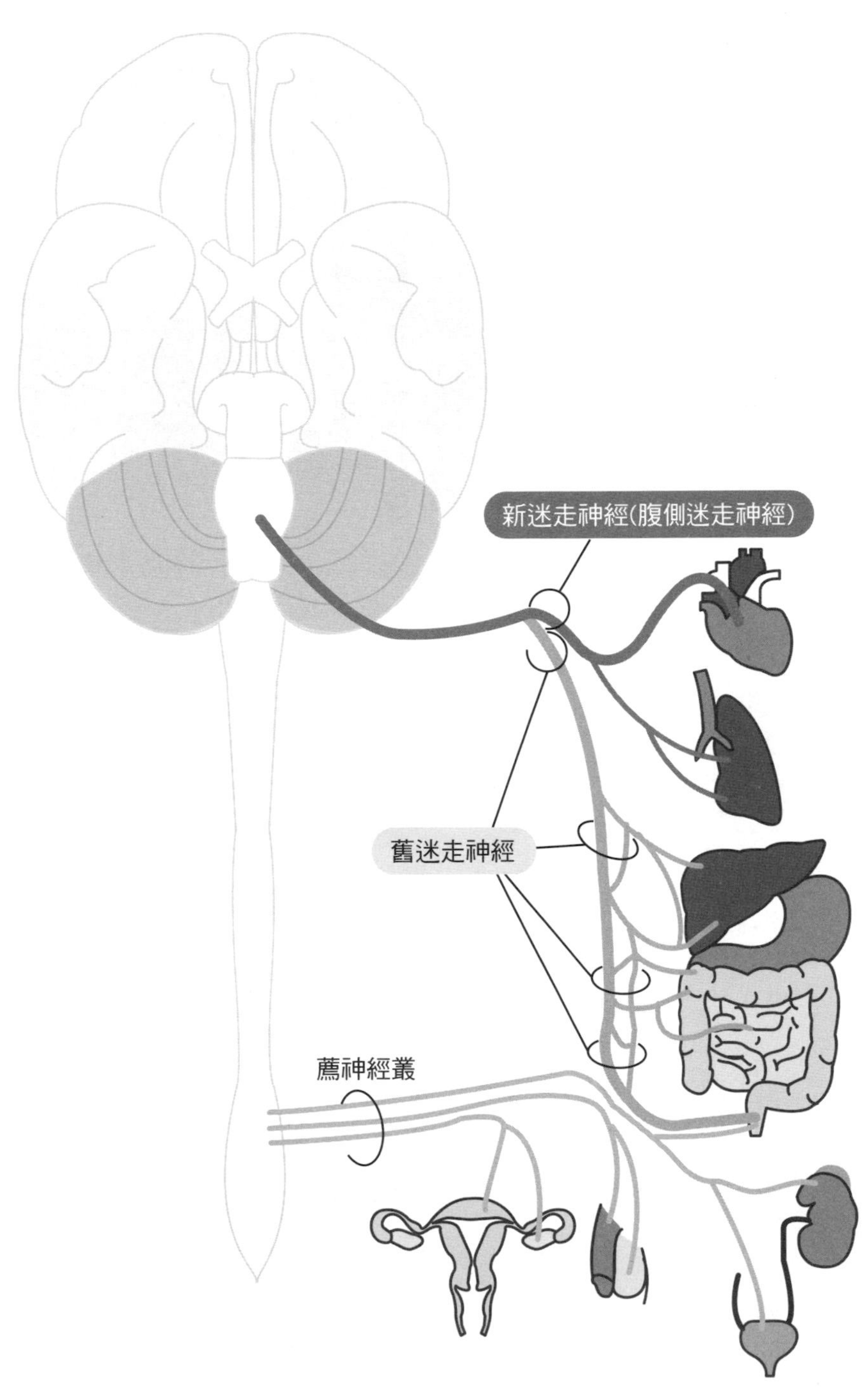

4-3 五種自律神經樣貌

前章說明自律神經可分為交感神經、舊迷走神經與新迷走神經，三種神經可以歸納成下列五種狀態的表現，分別是❶舊迷走神經狀態、❷交感神經亢奮狀態、❸新迷走神經狀態、❹交感神經與新迷走神經的混合狀態、❺新舊迷走神經混合狀態。以下將分別說明不同狀態的生理特色與造成身心不適的種種症狀。

醫學不斷在進步，自律神經失調不再是難治又可怕的疾病，因為，我們可以藉由對身體相關部位刺激，誘導特定自律神經層級的啟動，只要用對方法且持之以恆，健康好轉身體會知道。

狀態❶ 舊迷走神經表現：眼神呆滯、容易恍神、易感到疼痛、憂鬱傾向

舊迷走神經屬於比較原始的神經，是一種自我保護機制，在爬蟲類特別明顯。

當動物面對嚴重的生命威脅時，就會被啟動，將血壓、心跳、呼吸降到最低，接近死亡的狀態，完全不動，期待能透過這種假死的方式躲過外來的威脅。

例如，夜晚時野鹿被迎面而來的車燈照射時，會呆立不動、不知閃躲而被撞，就是受到舊迷走神經的影響。

在嬰兒剛出生時，舊迷走神經較為發達；如

果交感神經還沒發育完整時，自律神經調控心臟能力不足，就很容易發生心跳過慢，導致猝死的現象。

在成年人，會因為在極度驚恐或是遭遇極大生命威脅時，啟動舊迷走神經系統，血壓下降造成血液循環下降，導致控制意識的大腦暫時性缺氧，而產生失去意識的狀態，喪失對於那特定時刻片段的記憶。

這種情形在受家暴或是被強暴的兒童或是女性時常發生。在過度驚嚇的狀態下，甚至會產生大小便失禁的現象。

如果長期處於舊迷走神經狀態無法恢復時，就會產生下列症狀：眼神呆滯、目無表情、呼吸比較緩慢、肺活量低、容易恍神、肌肉張力下降、容易感到疼痛、低血壓、心跳變慢、站立時產生姿勢性的低血壓和心跳加速、暈眩，盜汗、嘔心、憂鬱傾向。

狀態❷ 交感神經亢奮表現：緊張焦慮、高血壓，具攻擊性，社交活動能力降低

人類在面對遭受攻擊或是壓力的情況下，各個器官組織便在脊髓交感神經鏈的影響下，讓身體處於亢奮備戰的狀態，並且做出快速反應選擇對抗或是溜之大吉。

例如，為了讓肌肉有充足的血液供應，因而心跳加快、血管收縮、血壓上升、呼吸加快、減少血液供應到消化系統、腸胃蠕動變慢，比較具有攻擊性，理性思考能力下降。

一般來說，脊髓交感神經鏈的反應屬於暫時性反應，威脅過後身體各項功能回復到正常。

然而，現代人長期常態性的生活壓力下，長期交感神經系統處在亢奮的狀態，交感神經持續的啟動成為常態，導致焦慮、緊張、高血壓、心臟病。另外，兒童長期的參與暴力電玩，也會啟動交感神經系統，導致容易具有攻擊性、社交活動能力降低。

狀態❸新迷走神經表現：交談、吃飯、唱歌等社交活動、充滿喜悅、有歸屬感

新迷走神經是在所有動物中只有哺乳動物才有的神經，而且唯有在有安全感的狀態下才會被啟動，會伴隨著第五、七、九、十一對腦神經來控制臉部表情和嘴巴發音和動作，讓我們可以在日常生活中參與人際互動，友善的與群體交流。

例如與人交談、和朋友一起吃飯、一起唱歌、跳舞等等社交活動，讓人感覺有安全感、喜悅、有歸屬感而不孤單。

狀態❹交感神經和新迷走神經混合：不會對競爭對手產生敵意而攻擊對方

在一般的體育競賽中，自律神經就屬於這種狀態。

我們處於高度競爭的運動競賽，但是安全的環境，在這個狀態下相互競爭但是能夠進行社交行為，並不會對競爭對手產生敵意而攻擊對方，這是屬於人類自律神經進化的特有狀態。

狀態❺新舊迷走神經混合：即使身體安靜不動，也能產生平靜感

身體安靜不動，但是有安全感、沒有恐懼的感覺的狀態。

我們能夠在感覺安全放鬆不動的狀態下，可以與朋友、親人做親密的交流。例如，躺在伴侶懷中、小孩在母親懷裡、抱著寵物睡覺、躺在躺椅上看著夕陽或欣賞風景。

4-4 生活改變、活化腦幹！自律神經平衡的最佳良策

一般日常生活中，面對各種不同的情境，自律神經便會做出相對的反應，於是形成上一篇所說的五種自律神經狀態。

強化新迷走神經與腦神經，讓自律神經處在最佳狀態

不論在何種狀態，正常人應該都有能力回復到有安全感，並且能與外界進行正常的社交活動的第三種狀態——新迷走神經狀態。

因此，活化新迷走神經系統，是緩解自律神經失調的主要關鍵。日常生活中讓患者感到溫暖、有安全感，以及人際關係的扶持，並使當事人能夠積極融入親友的社交網絡，是活化新迷走神經系統的最重要處理方式。

接下來，將提供具體的生活型態改變建議，讓自律神經回到最佳狀態。

從「❺新舊迷走神經狀態」來改變生活型態

依照最新的自律神經理論來說，長期處在「❶舊迷走神經狀態」的人，可以藉由參與「❺新舊迷走神經狀態」的方式，轉換到「❸新迷走神經狀態」（圖4-3）。

所以，當處在眼神呆滯、精神恍神、憂鬱傾向舊迷走神經表現（狀態❶），記得要向親

友求援，攜伴多接觸大自然、調整生理時鐘、養毛小孩、請親友多陪伴自己等等。

也就是說，新舊迷走神經混合表現（狀態❺），像是在親人懷裡入睡，親密擁抱，抱著寵物入睡，或是靜靜觀賞夕陽美景等等，正是一種調整自律神經的日常生活處方。

從「❹交感神經和新迷走神經混合狀態」來改變生活型態

長期處在「❷交感神經亢奮狀態」的人，可以藉由參與「❹交感神經和新迷走神經混合狀態」的活動，來轉換到「❸新迷走神經狀態」。

當處在緊張焦慮、社交活動能力降低、具有攻擊性的交感神經亢奮表現（狀態❷），可以參加體育競賽，例如各種球類競賽，或賽跑、游泳競速等體育活動。

圖 4-3：最佳自律神經系統狀態的生活處方

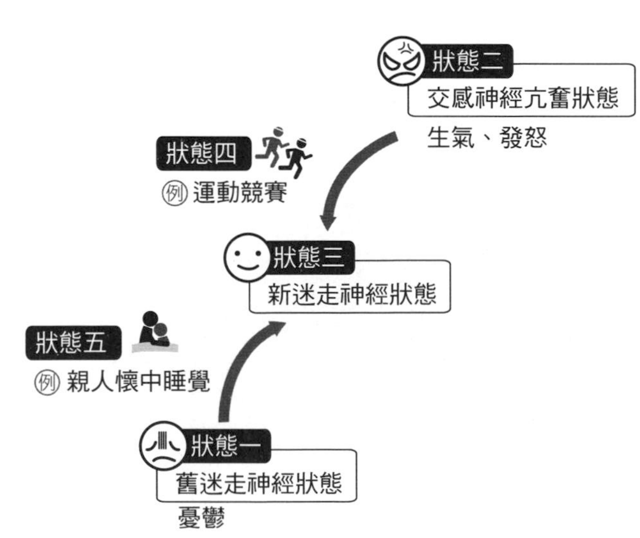

換句話說，交感神經和新迷走神經混合表現（狀態❹）是一種改變生活型態策略。

例如我們的周圍可以常常看到具暴力傾向、行為不良的青少年，透過參與運動競賽而順利導正反社會行為，就是最佳的應證。

自律神經失調要自救，就從改變生活型態做起，不論你是處在狀態❶或❷，狀態❺和❹就是自救的良策，讓自己朝著最好的狀態❸新迷走神經邁進。

要達到狀態❸新迷走神經的最佳狀態，就必須強化腦幹中的新迷走神經，藉此制衡舊迷走神經和脊髓交感神經鏈的作用，具體作法將在下一篇詳細說明。

搖晃、擁抱可以減緩焦慮、疼痛感，調節自律神經平衡

由於位於大腦深層的島葉（Insular Cortex）是負責空間移動感覺的內耳前庭系統、頂葉的

圖 4-4：肢體接觸、搖晃，減少焦慮和疼痛感

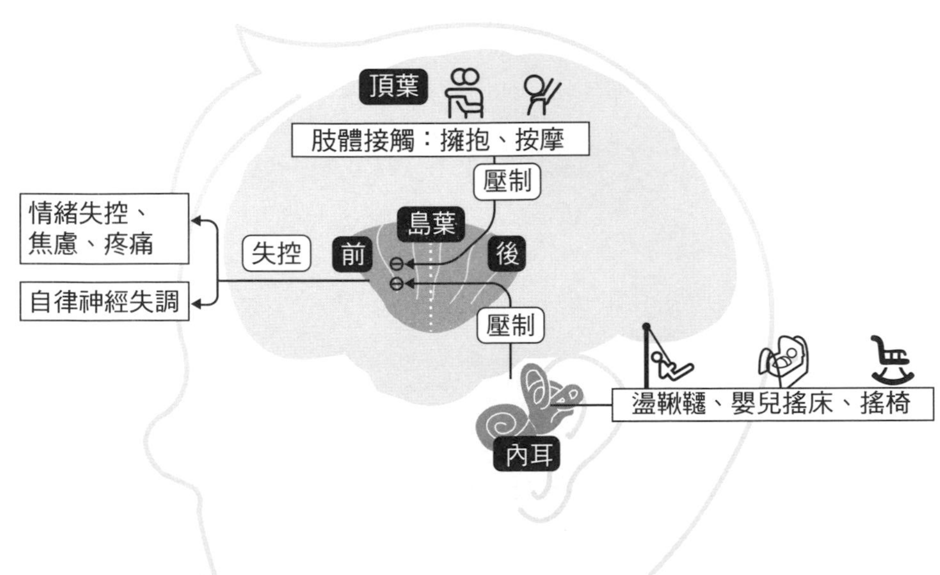

身體觸覺以及大腦深層情緒中樞的整合中心。研究顯示，當大腦島葉前緣失控時，便會開始產生焦慮、疼痛以及自律神經失調的現象（圖4-4）。

此時前庭系統與身體的觸感就給予我們一個很好的治療窗口，透過規律、慢速晃動的前庭系統，以及溫柔的身體碰觸的大腦頂葉輸入訊號，能有效的壓制島葉前緣失控所引起的焦慮和疼痛。例如輕揉身體觸碰的瑞典式按摩、緩慢的盪鞦韆，在音樂聲中與舞伴相互擁抱跳慢舞，焦躁的嬰幼童透過搖晃的嬰兒床、搖籃、或是在媽媽的懷抱中搖晃，都能有效的穩定情緒、減少疼痛感。

筆者所研發的前庭椅也是透過這一機制活化大腦島葉來緩解焦慮和疼痛感，最終達到自律神經平衡的目的。

4-5 你的自律神經失調嗎？

經常覺得渾身不對勁，有焦慮、失眠、便秘、消化不良等症狀，到醫院卻檢查不出病因？請從下列檢測目中，依符合狀況給分：

- 總是如此或經常發生者給2分
- 偶爾發生者給1分
- 未曾發生者給0分

慢性身體壓力小檢測

（　）1. 全身肌肉緊繃。

（　）2. 肩頸痠痛。

（　）3. 偏頭痛。

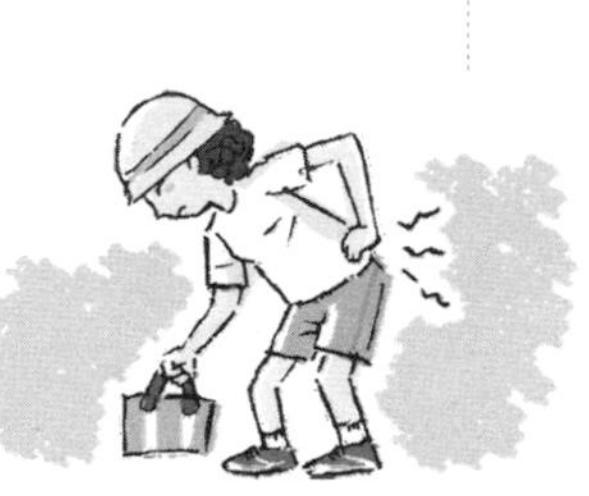

（　）4. 腰背痛。

（　）5. 牙齒咬合過緊。

（　）6. 睡覺時磨牙。

（　）7. 眼睛或臉部感覺緊繃。

（　）8. 手腳冰冷。

（　）9. 盜汗。

（　）10. 全身出力活動後會覺得緊繃。

（　）11. 關節炎或關節疼痛。

（　）12. 容易緊張。

（　）13. 頭暈。

情緒問題小檢測

（　）14. 易怒。
（　）15. 感覺沮喪、挫折感。
（　）16. 選擇障礙，無法做決定。
（　）17. 感覺沒有精神。
（　）18. 容易哭泣。
（　）19. 長期憂鬱。
（　）20. 經常感到害怕、恐慌。
（　）21. 經常做惡夢。
（　）22. 無法休息。
（　）23. 失眠。
（　）24. 焦慮、過度擔心而嘮叨。
（　）25. 注意力不集中。
（　）26. 健忘。
（　）27. 感覺肩負重擔，責任重大。
（　）28. 經常做白日夢、愛幻想。

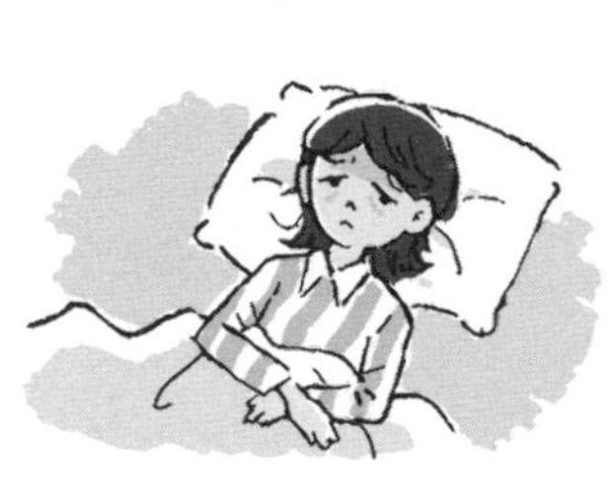

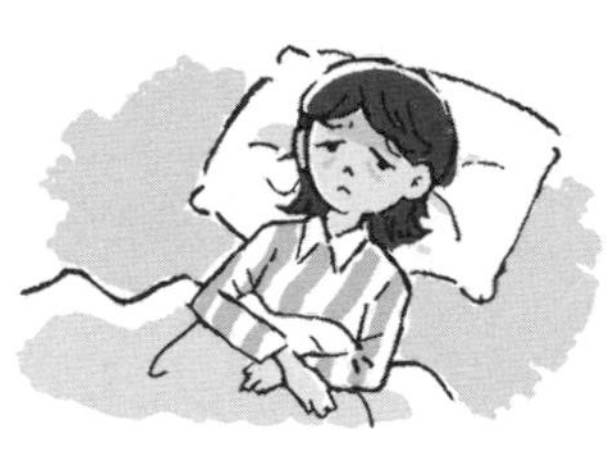

心肺功能問題小檢測

（　）29. 胸口悶或是疼痛。
（　）30. 哮喘。
（　）31. 呼吸急促，過度換氣。
（　）32. 心律不整。
（　）33. 高血壓。

內臟器官問題小檢測

（　）34. 消化不良。
（　）35. 便秘。
（　）36. 容易腹瀉。
（　）37. 胃部問題，例如胃脹氣胃潰瘍、胃食道逆流。
（　）38. 經期疼痛。
（　）39. 食慾不佳。
（　）40. 暴飲暴食。

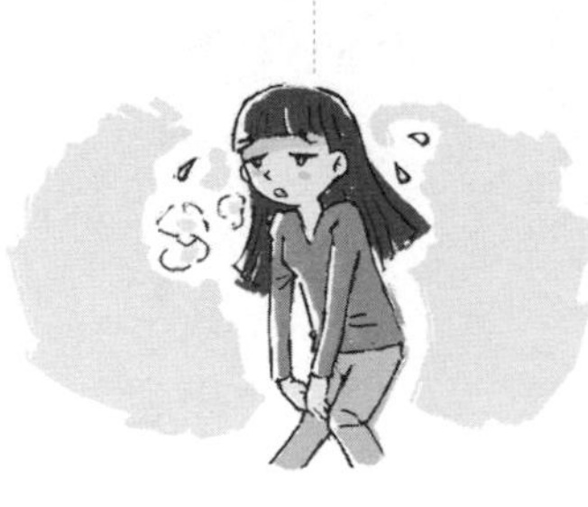

免疫系統問題小檢測

（　）41. 容易感冒。

（　）42. 身體容易發炎或感染。

（　）43. 容易過敏。

行為問題小檢測

（　）44. 經常出意外受傷。

（　）45. 有菸癮或是酒癮。

（　）46. 過度依賴藥物。

（　）47. 有自閉症、過動症、亞斯柏格症。

人際關係問題小檢測

（　）48. 對人極度不信任。

（　）49. 很難與人達成共識。

（　）50. 對性缺乏興趣。

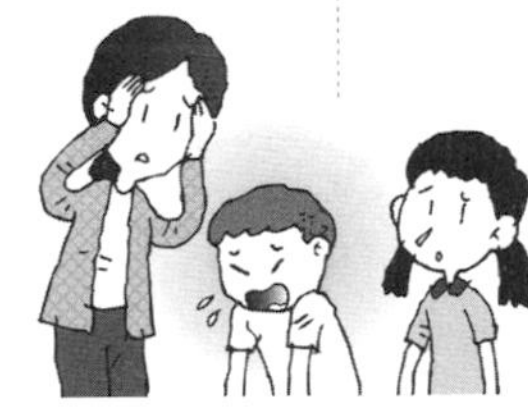

自律神經失調檢測結果

統計上表得分，計算你的自律神經失調指數：

- 輕度自律神經失調：50 分↓
- 中度自律神經失調：51 分～ 70 分
- 重度自律神經失調：70 分↑

★ 51 分↑，建議繼續閱讀「4-6 十一招平衡自律神經運動，天天在家輕鬆做」，落實活化腦幹的第五、七、九、十、十一對腦神經，達到平衡自律神經的目的。

4-6 十一招平衡自律神經運動，天天在家輕鬆做

想要讓自律神經處在最佳狀態❸的新迷走神經表現，首要任務就是強化腦幹中的新迷走神經（第十對），另外如果也能夠讓三叉神經（第五對）、顏面神經（第七對）、舌咽神經（第九對）、副神經（第十一對）一起活化運作，更能夠達成制衡舊迷走神經（狀態❶），以及脊髓交感神經鏈的作用（狀態❷）。

強化腦幹中的第五、七、九、十、十一對腦神經

想活化腦幹的機能，做法很簡單，在日常生活中可以執行幾項運動，就可以達到活化新迷走神經系統的目的。

喉嚨深部按摩

切記在這項動作是要產生作嘔反射，透過刺激深部喉嚨活化第九對舌咽神經，將訊號輸入腦幹，再透過第十對腦神經將訊號輸出，引起作嘔反應。

因此，這個反射迴路同時活化了第九和第十對腦神經，所以對應到了腦幹中負責副交感的腦神經細胞。

❶ 透過漱口或是刷牙時刺激喉部，誘發作嘔的反應。

❷ 每天配合早晚刷牙，至少兩次。

耳部按摩

按摩耳道入口處的耳屏部位，是迷走神經的感覺密集分布位置，按壓此處可以直接透過迷走神經輸入訊號，活化腦幹、改善自律神經失調。

❶ 耳朵在中醫來說可以刺激到人體相應的器官，但是要活化腦幹主要按摩重點是耳道入口處的耳屏部，刺激此區域，可將訊號透過迷走神經傳遞至腦幹（圖 4-5）。

❷ 每天至少按壓二次，每次三〇秒。

圖 4-5：按摩耳屏刺激迷走神經

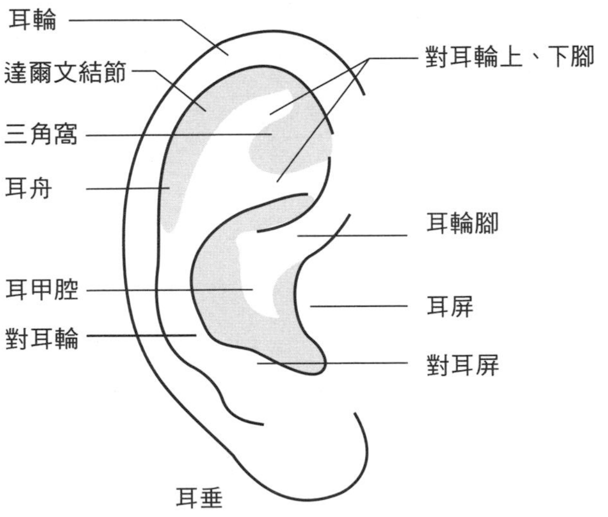

迎香穴按摩

上頷骨迎香穴部位是第五對三叉神經和第七對顏面神經的感覺分布密集區，透過按壓可以將訊號經由第五對和第七對腦神經，輸入到腦幹，活化副交感神經細胞。

❶ 用手指輕柔按壓上頷骨迎香穴所在的部位，也就是從眼珠中心點往下直到鼻翼處。

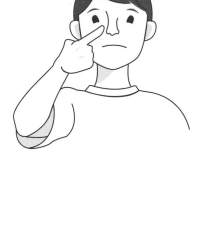

❷ 每天按壓二次，每次三〇秒。可以左右兩側輪流按壓，或兩側一起按壓也可以。

攢竹穴按摩

壓力引起緊繃的眼輪匝肌，可以藉由第七對腦神經顏面神經產生反饋訊號到大腦，促進壓力釋放。

❶ 用大拇指按壓攢竹穴，也就是位在眉毛內側邊緣凹陷處，可以藉由放鬆眼輪匝肌，讓眼睛放鬆釋放壓力，看起來更有精神。

❷ 每天按壓二次，每次三〇秒。可以左右兩側輪流按壓，或兩側一起按壓也可以。

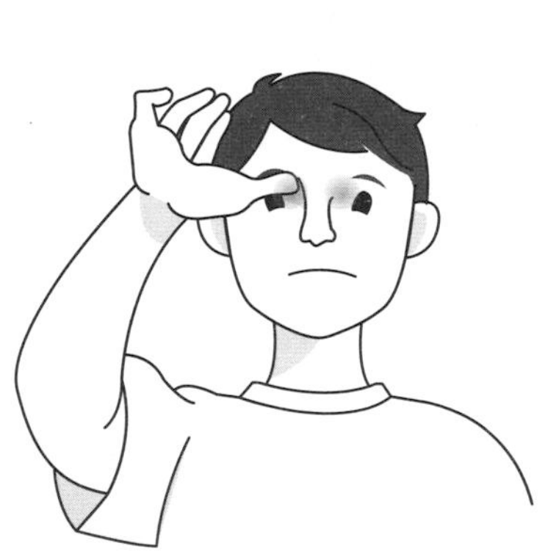

後腦部按摩

藉由稍微移動上頸椎，可以緩解頸椎動脈壓迫，改善腦幹血液輸送。

❶ 由外往內按壓，風池穴位於枕骨下緣與上頸部的兩側，給予阻力較大的側邊由外往內輕壓，直到感覺阻力稍減。

❷ 每天早晚各做一次，每次三〇秒。

吞嚥訓練

透過吞嚥訓練，藉此不斷的將訊號輸入第九對（舌咽神經）和輸出第十對（迷走神經），可以達到強化腦幹的副交感神經迴路控制。

❶ 每天練習喝一大口水，含在口中，將水分十次小量慢慢吞下。

❷ 每天早晚喝水時各做一次。

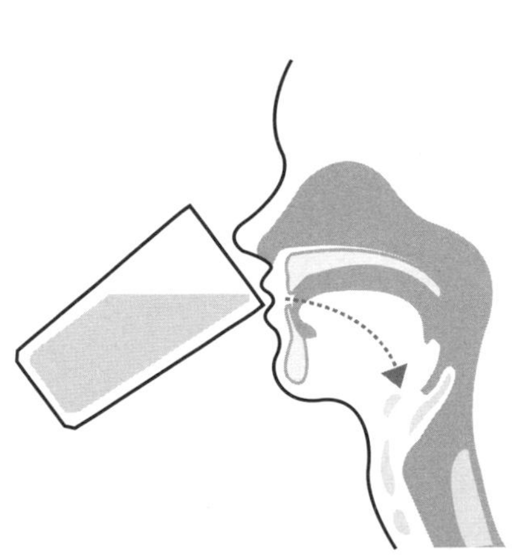

前庭系統調校運動

藉由活化控制眼球、前庭系統與脊椎深層肌肉的腦幹迴路，可以達到穩定自律神經系統。關於前庭系統調教運動在我的上一著作《疾病，從大腦失衡開始》有詳細且完整的說明，在此摘錄重點分享給大家（圖4-6）。

前庭系統調教運動的好處還有很多，因為透過頭部和身體的不同方位的移動過程，整合了眼球肌肉、控制平衡感的前庭系統、控制姿勢的深層脊椎肌肉，以及呼吸的調整，可以達到強化腦幹、活化大腦的目的。

考量到不是人人都能把調校運動做得很標準，因此我特別研發了前庭椅，希望可以幫助到更多需要做調校運動的人。

圖 4-6：前庭系統調校運動

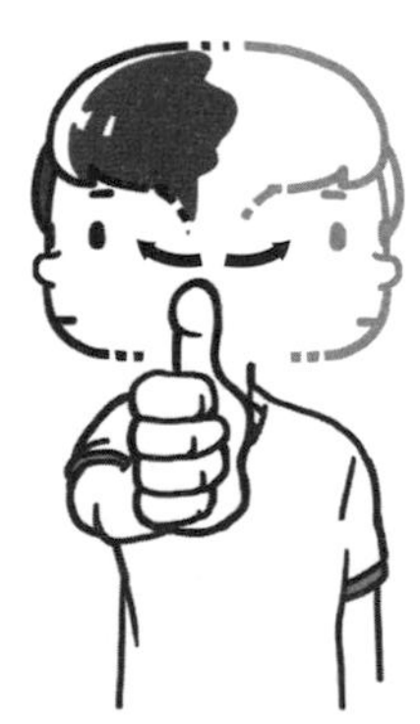

前庭系統
調校運動

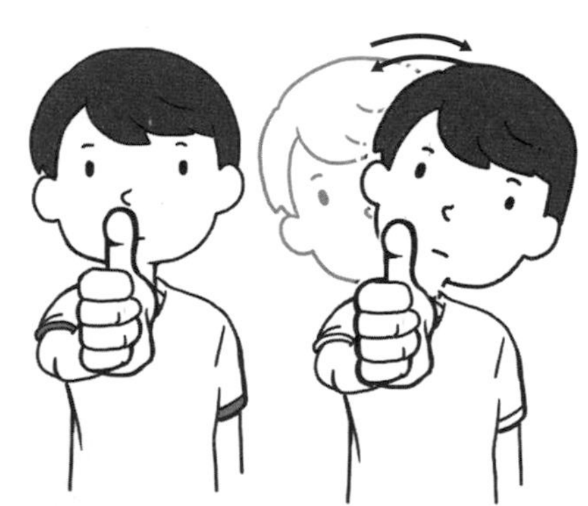

左右搖頭

❶眼睛直視前方目標物（例如大姆指），緩慢由左往右、由右往左搖頭。

❷每次循環大約 4~6 秒，每次做 10 個循環，每天至少做 2~3 次，過程中配合深呼吸並且不要轉移視線。

左右擺頭

❶眼睛直視前方目標物（例如大姆指）緩慢由右到左、由左到右擺頭。

❷每次循環大約 4~6 秒，每次做 10 個循環，每天至少做 2~3 次，過程中配合深呼吸並且不要轉移視線。

過程中如果有吞口水、打呵欠或是嘆一口氣都是屬於自律神經放鬆的跡象。

上頸部運動

❶ 站立、坐姿或是躺下皆可。

❷ 兩手交叉放置在後腦勺，將頭部放鬆後仰在兩手上。

❸ 不要轉頭，眼睛看右邊三〇至六〇秒，再往左看三〇至六〇秒，並配合正常呼吸。

❹ 每天早晚至少兩次，睡醒時、睡前。

上頸部運動

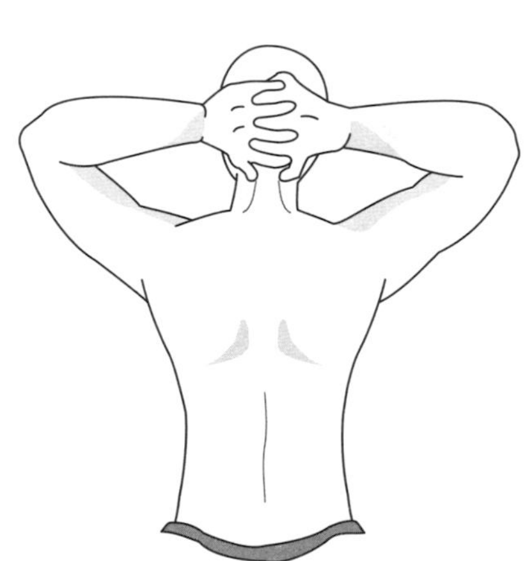

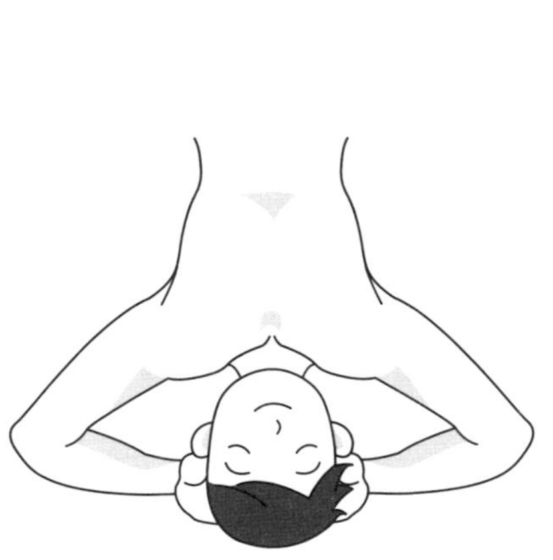

頸部運動

轉頭動作要愈慢愈好，全程保持自然呼吸。

❶ 臉水平面向前方，兩肩放鬆，頭往右肩靠，同時兩眼往右三〇至六〇秒，之後頭往左肩靠，兩眼往左看三〇至六〇秒。

❷ 頭往右肩，兩眼往左看三〇至六〇秒，之後頭往左肩，兩眼往右看三〇至六〇秒。

❸ 左右側都要做，每天各兩次。

頸部運動

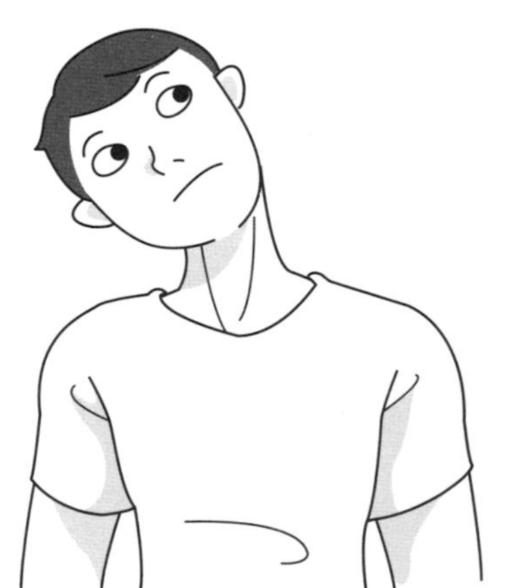

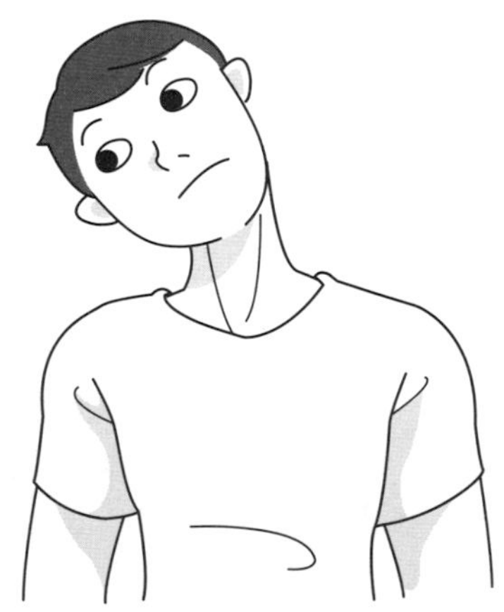

上圖示範的是右側頸部的運動

背部運動

過程中不要抬頭、低頭或移動肩膀。

❶ 首先，兩手掌與兩膝蓋著地，頭部與肩部保持同一直線。

❷ 將頭往右肩靠近，兩眼往右看三〇至六〇秒後，回復原位後。

❸ 頭往左肩靠近，兩眼往左看三〇至六〇秒。

❹ 每天各兩次。

背部運動

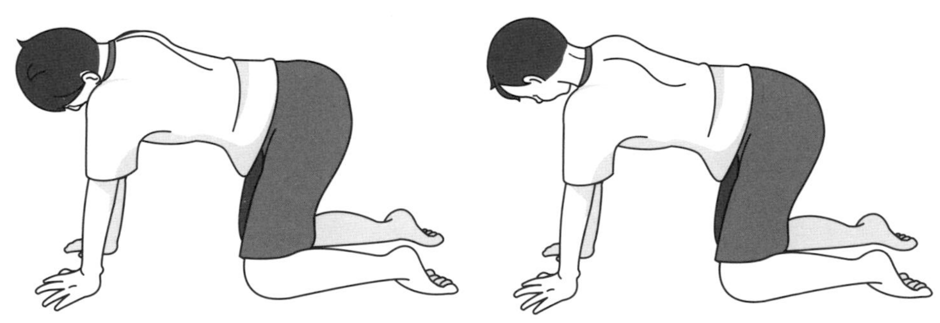

腰部運動

這個動作表面上雖然沒有腰部動作，但是透過頭部轉動，藉由頸椎肌肉的收縮，帶動深層腰椎肌肉的伸展。

轉頭動作要愈慢愈好，全程保持自然呼吸。

❶ 趴地、兩手肘撐地，臉水平面向前方。
❷ 頭往右轉，兩眼往右看三〇至六〇秒。
❸ 頭往左轉，兩眼往左看三〇至六〇秒。
❹ 每天各兩次。

腰部運動

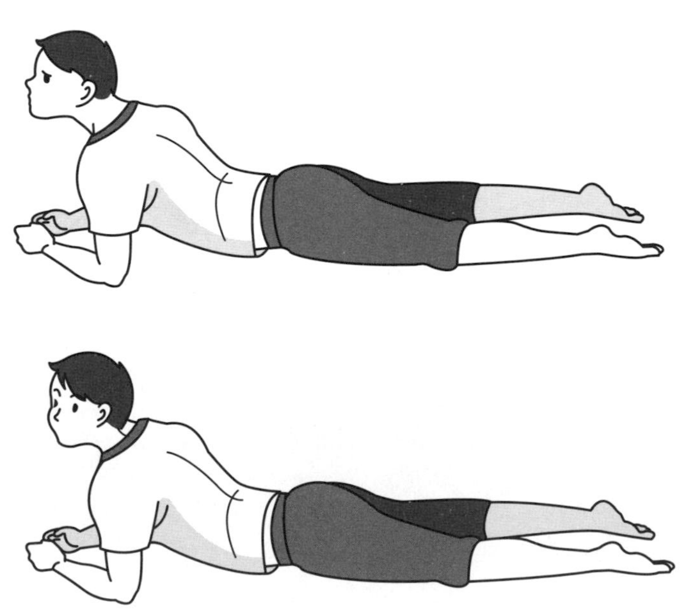

Chapter 5

你做得到！導正大腦失衡

倦怠、失神、健忘、無法思考、注意力不集中……，是大腦失能的一種「腦霧」現象，但如果漠視置之不理，就會發展成失智症、帕金森氏症等比較嚴重且不可逆轉的大腦病變。

從現在開始，揪出讓大腦焦慮、腦霧、多巴胺缺乏的早期帕金森氏症狀，以及造成腦神經細胞萎縮等失智症的任何早期原因；同時，學會導正大腦失衡的六大自我健康管理要項，遠離大腦退化威脅，重建大腦平衡，調整良好體質，找回身體健康。

5-1 做好六件事，重啟大腦健康

找回大腦健康，遠離疾病威脅

許多人不知道，當大腦功能出現異常，失眠、肥胖、慢性疾病、過敏、發炎、癌症、失智症、帕金森症等各種文明病就會悄悄找上你。

在前面幾章，已經告訴大家從大腦神經檢測發現疾病發生初始的細微徵兆、活化左右腦的整合運動與生活常規改善等，在此要針對已經出現疑似大腦病態的讀者，進一步分享導正大腦神經傳導的自我健康管理建議。

自我健康管理建議與整合運動處方，請務必納入生活之中，包括：間歇性斷食、避免藍光和電磁波、調整生理時鐘、強化粒線體、補充魚油，以及避免有害飲食這六大要項，就能夠逐漸遠離大腦退化威脅，調整良好體質，找回身體健康。

導正大腦失衡的六大項自我健康管理綜合建議

● 間歇性斷食

在前面章節所述（參見第一〇五頁），斷食依時間的長短而有各種不同的效果，透過提升生長激素分泌、清理大腦的自噬反應（Autophage）、幹細胞的啟動，就能夠有效維持大腦的健康。

●避免藍光和電磁波

各種的研究顯示，藍光和電磁波對於現代人的整體健康影響甚巨。例如兒童的發展遲緩、青少年情緒問題等等。

二〇一八年的研究顯示，二・四 GHz WiFi 會導致老鼠血糖上升，胰島素上升，也是導致神經細胞快速老化的原因。這不免讓人擔心，科技文明愈進步，人類健康卻無聲無息地弱退中。

總之，在自己能力可及的範圍內，控制手機的使用頻率，更不要把手機貼放在胸口，甚至將手機放在床頭陪你睡覺。

●調整生理時鐘

白天的陽光照射，透過眼球視網膜接收，再經過視交叉上核到達松果體，經由下視丘、腦垂體啟動身體各個器官，依照生理時鐘在正確時間釋放各種荷爾蒙激素。

除此之外，正確的生理時鐘能夠讓大腦在夜

圖 5-1：讓陽光療癒人體、調整生理時鐘

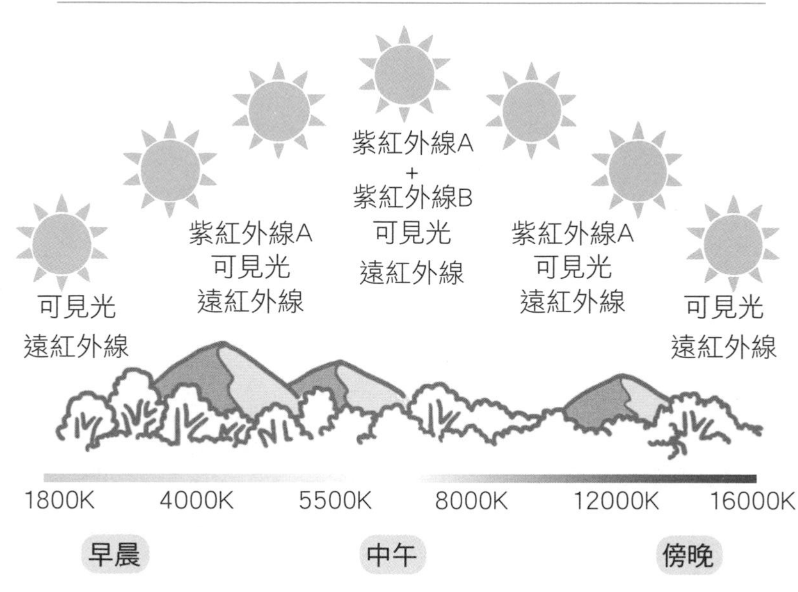

晚獲得充分的休息，光線是調整正確生理時鐘的關鍵。

白天盡可能的接受日照，尤其是晨光和夕陽（圖5-1、5-2），日落後盡可能的處在黑暗的環境，避免可見光，尤其是藍光。

另外，晚上使用紅光取代一般的照明，使用3C產品時配戴紅色或是橘色的護目鏡過濾可見光。

●強化粒線體

粒線體是細胞的發電廠，粒線體正常的運作是確保細胞健康的重要關鍵，每天曬太陽、洗冷水澡或浸冰水、打赤腳接地是強化粒線體的有效方法。

●補充魚油

魚油中的DHA能提供製造大腦細胞膜的原料，當細胞膜愈健康完整，電子在細胞膜上的傳導速度就會變快，大腦神經元間訊息的傳遞也因此變得有效率。

在臨床實驗也證實，針對腦外傷的病人補充大量的魚油，大腦復原的速度與癒後結果會大幅提升。

●遠離有害飲食

食物中含有一些直接破壞大腦的有毒物質或是會引起自體免疫反應透過腸腦連線的機制，自體免疫的抗體先破壞小腸壁，再隨著血液循環，影響大腦。因此，吃乾淨食物、遠離過敏原，養成不讓大腦發炎的飲食習慣，是維持大腦健康的先決條件。

以上六大項健康自我管理，在《疾病，從大腦失衡開始》有詳細敘述。

圖 5-2：讓陽光療癒人體、調整生理時鐘

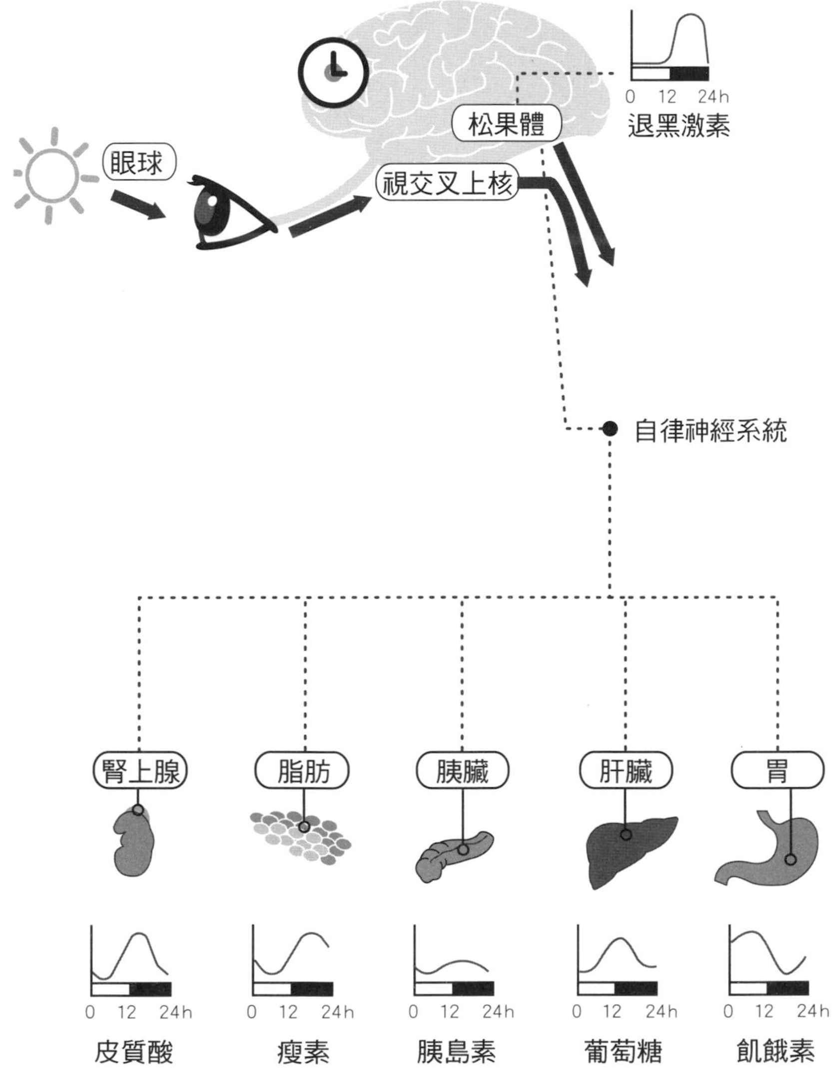

5-2

你的焦慮與疼痛，大腦最知道！

為什麼會焦慮？最簡單的回答就是壓力太大所引起的。

然而，什麼是壓力太大，為什麼面對同樣的壓力有人處之泰然，小菜一碟，有人卻食不下厭，坐立難安。

為什麼會焦慮？大腦也感到焦慮嗎？

關鍵在於大腦在面對壓力時的解讀方式不同就會產生不同的生理反應。

大腦是一個資訊中央處理器，生活中接觸外界各式各樣形形色色的挑戰時，訊息輸入到大腦，再根據過往的生活經驗，加以整合解讀，輸送到大腦深層的杏仁核產生喜怒哀樂各種情緒後，再將訊號傳到下視丘，由下視丘發出控制身體自律神經、內分泌系統的生理反應的配套指令。

因此，情緒取決於大腦對於外界資訊解讀後的生理狀態，面對同樣一件事大腦如何解讀，主要取決於兩大因素：

● 過往的生活經驗

如果律師和大卡車司機的工作互換，雙方都會因為沒有經驗而感到巨大的壓力。人生閱歷豐富的人，大腦習慣於面對不確定性的環境，抗壓性相對比較高。

● 大腦神經傳導物質多寡

當大腦多巴胺和血清素含量較高時，容易感到愉悅，即使在逆境中也不以為忤。戀愛中人，大腦中多巴胺和血清素大量分泌，每天都會感到輕飄飄的，春風得意，完全感受不到外界的壓力。

焦慮與慢性疼痛，總是如影隨形

你看出來了嗎？其實焦慮是一種生理問題，並不是心理問題，通常伴隨而來的是慢性疼痛。

當我們的身體面對生活環境壓力或是疼痛狀態下，大腦就必須釋放壓力荷爾蒙，讓我們有足夠的能力應付壓力。

但是，當我們處於長期壓力狀態時，壓力荷爾蒙會長期持續分泌，大腦就開始變得敏感、產生疼痛記憶、傳遞假性疼痛，以及陷入極度焦慮等身心失衡情況。

大腦在焦慮與慢性疼痛之間，扮演什麼角色？

究竟焦慮和慢性疼痛是如何產生的，接下來就為大家細說大腦在其中扮演的關鍵性角色。

● 視覺與前庭系統的失調

大腦對於距離的認知和實際產生誤差，害怕擁擠人群、社交活動、日常生活上下樓梯平衡感變差，害怕與人碰撞或是跌倒，而極度依賴視覺，無形中長期處於緊張壓力所引起的焦慮。

● 大腦過度敏感化

長期情緒在緊張壓力狀態下，大腦處理壓力的迴路變得很有效率，即使在壓力解除後，身體依然在緊張壓力的狀態。

例如，身體某個部位長期的疼痛，就表示大腦持續反覆的在接收某種疼痛刺激或是一直處於同樣壓力狀態，大腦就會對這些訊息的傳遞變的很有效率，此時就對疼痛或是壓力變得特別敏感。

● 對疼痛產生記憶

疼痛訊號長期持續的傳送到大腦，大腦對於疼痛變得敏感且產生記憶；甚至，在身體完全沒有問題的情況下，大腦自己就能發出疼痛訊號，於是形成假性疼痛。

● 憤怒、自虐、自殺、憂鬱都是焦慮變形

大腦在長期的假性疼痛或是壓力的狀態下，會產生焦慮反應，進而產生憤怒，睡眠品質下降，例如失眠或缺乏深度睡眠。

當長期處在憤怒的狀態下，任何的刺激都會誘發情緒的爆發反應，產生攻擊性、自虐甚至自殺的行為。有些人也發展出憂鬱的症狀。

● 恐慌症是極度焦慮大爆發

當大腦壓力荷爾蒙達到臨界點後，極度焦慮的狀態下就會發展出恐慌症。由於此時大腦已經喪失有效調控自律神經平衡的功能，將導致交感神經系統有如脫韁野馬無法受控，造成盜汗、呼吸加速、心跳、血壓的快速升高的一些突發現象。

斷開焦慮與疼痛的假性連結

處理焦慮和大腦引起的假性疼痛的原則，主要就是降低大腦的壓力荷爾蒙，增加大腦放鬆的神經傳導物質，例如血清素、多巴胺、催產素等等。當大腦壓力降低後會產生安全感，焦慮和疼痛感自然會降低。

其次，就是遠離舊的神經連結，建立新的大腦神經連結。具體作法就是避免壓抑焦慮和負面情緒，透過練習有效的導引，釋放負面情緒。

愈是追求完美的人，愈容易壓抑自己所有的負面思想，但是如果長期壓抑這些負面思想就容易在大腦形成迴路，造成大腦的壓力，產生焦慮的情緒。在這裡，將提供具體斷開焦慮與假性疼痛的三個觀念與四個技巧。

建立焦慮與假性疼痛的正確觀念

● **大腦生病了**

認識焦慮和假性疼痛是大腦由於過多的壓力荷爾蒙引起的生理問題而不是心理問題。

● **轉移和忽略**

盡量避免專注在焦慮或是疼痛的問題，不要去討論他，盡可能的去忽略他。這些問題只是因為我們的大腦有過多壓力荷爾蒙所引起的生理反應。

● **對人事物不做評判**

接受人本來就是不完美的事實，避免過高的自我要求；避免對於周遭所發生的人事物做出批判，雖然有可能你是對的，但是在批判的過程中，大腦的壓力荷爾蒙其實是不斷的升高並不會釋放你的壓力。

學習斷開焦慮的技巧

● **釋放焦慮與忿怒的練習**

每天將對人事物的不滿情緒，毫無保留地具體寫在一張紙上，寫完後就將紙條徹底撕毀，扔到垃圾桶。

● **身體放鬆練習**

透過深呼吸有意識的放鬆肩膀，再次深呼吸放鬆下巴。

● **大腦放空練習**

每天至少半小時練習靜坐、冥想放空和適度的發呆，大腦腦波處在低頻的狀態（α 波、β 波），讓大腦喘息的機會。

● **緩和焦慮的前庭系統與眼球前後距離調校運動**

請見圖 5-3 和 5-4，或掃描 QR Code。

調校運動

圖 5-3：緩和焦慮的前庭系統與眼球前後距離調校運動（坐姿）

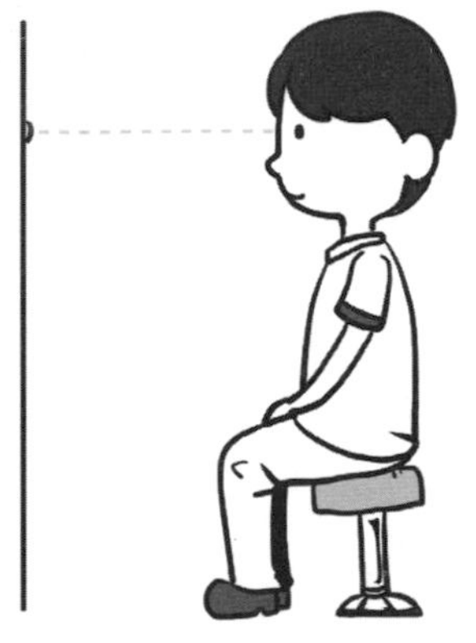

1. 先在牆壁上畫一個點，或在牆上找個目標物盯視，其高度大約坐著時與眼球平行的高度一致。

2. 操作者面對牆壁，距離牆面大約 30 公分處，調整一下呼吸

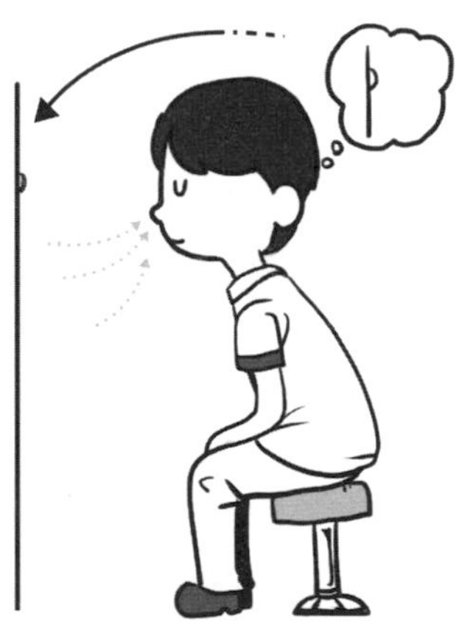

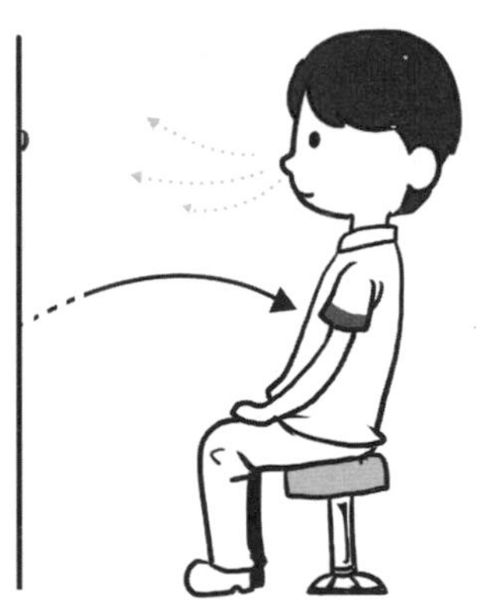

3. 吸氣時身體向前傾，同時閉眼，在腦海裡想像你在看著標示點。

4. 吐氣時則張開眼，讓身體緩慢往後仰，一直注視前方的標示點。

施行速度需緩慢，剛開始每次來回大約 4 ～ 6 秒，如果產生兩個標示點的影像，就代表速度過快，要把速度再調慢些。

圖 5-3：緩和焦慮的前庭系統與眼球前後距離調校運動 （站姿）

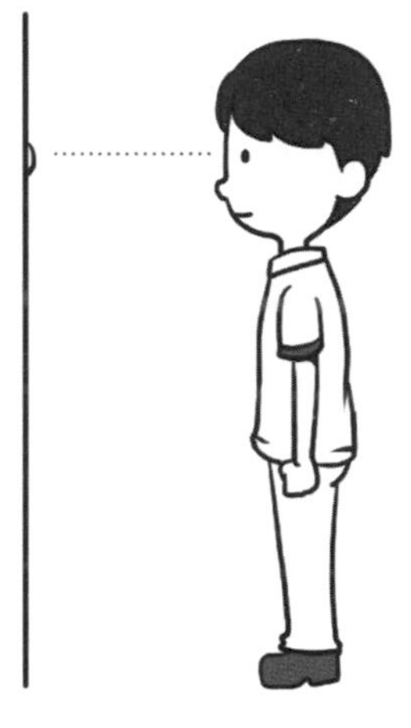

1. 先在牆壁上畫一個點，或在牆上找個目標物盯視，其高度大約站著時與眼球平行的高度一致。

2. 操作者面對牆壁，距離牆面大約 30 公分處，調整一下呼吸。

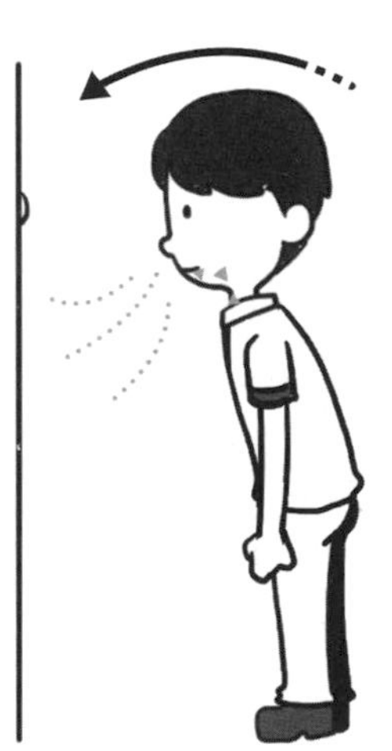

3. 吸氣時張開眼，讓身體向前傾，同時一直注視前方的標示點。

4. 吐氣時閉上眼，讓身體緩慢往後仰，在腦海裡想像你在看著標示點。

施行速度需緩慢，剛開始每次來回大約 4 ～ 6 秒，如果產生兩個標示點的影像，就代表速度過快，要把速度再調慢些。

一出門就覺得累，小心「視網膜影像偏離」

陳太太是位四十五歲家庭主婦，抱怨長期有焦慮、緊張的現象，最近半年情況愈來愈嚴重。過去很喜歡戶外運動，現在變的不喜歡出門走動足不出戶，甚至站立走動時感到頭暈，走路、上下樓梯感覺很不穩須要有人攙扶。

經過檢查後，發現陳太太有視網膜影像偏離（Retinal slip）的問題，教導她每天做前庭眼球調教運動兩個月後，焦慮、緊張症狀已經大為減輕，能夠自由行動不再需要攙扶，回復正常社交生活。

眼球自動對焦系統退化，焦慮跟著來

當注視移動的物體或是我們自己在移動時，我們的眼球會相對的快速移動對焦，讓影像精準的呈現在視網膜上，這是靠著偵測人體空間位置的內耳前庭系統和視覺的訊號在小腦整合後，做出判斷後，透過腦幹驅動眼球肌肉。

當這套對焦系統退化時，聚焦速度變慢，影像偏移〇．〇五度以上時，我們就失去了邊走邊看東西的能力，對於快速移動的物體也充滿恐懼。此時大腦便需要耗費更大的能量嘗試著去穩定這套系統。例如讓脖子緊繃，減少晃動，走路變慢，藉著伸出雙手探索外界。

如果你周遭的親友時常抱怨出門旅行，坐車或走動回家後就感到極度疲憊，那有可能是這套眼球自動對焦系統已經出現早期的退化現象。

當退化到大腦已經無法負荷的程度時，就會產生極度緊張焦慮的狀況。尤其是在不熟悉的環境下會更為嚴重。可以想像當你走路時，周遭的世界向波浪一樣不停地晃動，並且東西突然出現在你眼前時，隨時都有可能撞到你。

透過前庭系統調校運動中緩慢的點頭、擺頭、搖頭（圖4-6），來訓練眼球鎖定移動物體的能力，重新整合大腦的前庭系統、動眼肌肉控制系統與穩定脊椎的深層肌肉控制系統。

5-3

大腦失能的「腦霧」現象，你也中了嗎？

「腦霧」（Brain Fog）是現代中年人常見的大腦失能現象，這種現象是屬於大腦暫時性的產生倦怠、失神、健忘、無法思考、注意力無法集中的症狀（圖5-4）。

失神、健忘、無法思考、注意力不集中就是「腦霧」

「腦霧」代表著腦細胞已經有明顯的退化跡象，雖然大部分的「腦霧」是可逆轉的生理性大腦障礙；但是，如果漠視置之不理，就會發展成失智症、帕金森症等比較嚴重不可逆轉的大腦病變。然而，造成「腦霧」有兩大元兇：

❶腦細胞燃料供應不足

氧氣和葡萄糖是維持大腦細胞正常運作的燃料，當燃料供應減少時，細胞自然就開始退化死亡。

臨床上，大概可以歸納為末稍血液循環不良、氧氣供應不足、葡萄糖供應不足這三大原因，導致腦細胞燃料供應不足。

●末稍血液循環不良

自律神經失調或是糖尿病、中風等都會造成手腳冰冷，之所以會導致腦細胞燃料供應不足，那是許多人都忽視了其實大腦也是屬於身體的末端。當血液無法送達腦細胞時，就無法得到足夠的氧氣和葡萄糖來進行細胞運作的燃料。

●氧氣供應不足

貧血、呼吸換氣過度、姿勢不良、腹部功能障礙、用嘴巴呼吸等等，都會導致氧氣應不足。

許多人不知道貧血也會讓氧氣供應不足，理由於紅血球中的血紅素無法攜帶足夠的氧氣，當然就會造成紅血球無法提供細胞足夠的氧氣。胃潰瘍、長期素食導致的缺乏維生素B群，內出血或是飲食攝取不足的缺鐵性貧血，或是先天性的地中海型貧血等，都是造成貧血的常見原因

●葡萄糖供應不足

身體無法製造足夠葡萄糖的低血糖，以及葡萄糖無法進入細胞，堆積在血管中導致血糖上升的高血糖、血糖不耐症，這三種症狀都會造成大腦的燃料供應不足。

❷自體免疫系統反應

長時間吃錯食物會導致體內自己產生抗體攻擊腸壁，造成「腸漏症」，這些抗體又隨著血液循環繼續破壞保護大腦的血腦屏障。血腦屏障失去保護功能後，導致腦漏，抗體便會直接攻擊腦細胞，導致大腦發炎的自體免疫反應。這就是長期飲食不當，由腸漏症進而引起腦漏症的連鎖效應。

圖 5-4：你腦霧了嗎？

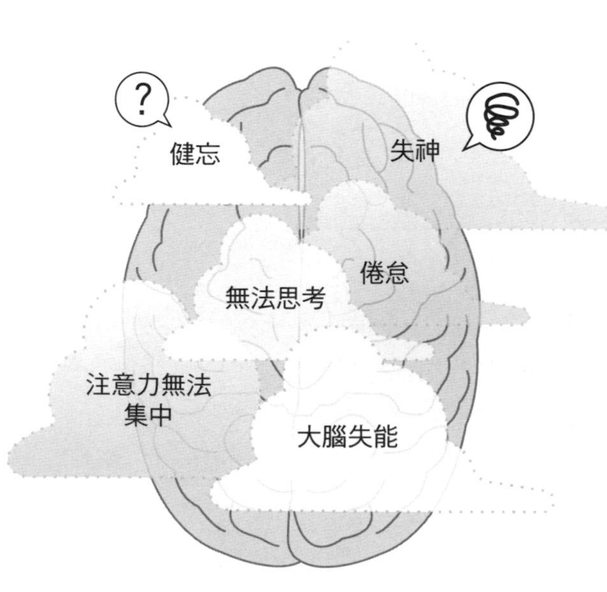

自我小評量，揪出「腦霧」背後的真正病因

可逆轉的「腦霧」不可怕，但卻不能坐視不管，關鍵在於早期發現，即時介入，在此針對「腦霧」的腦細胞燃料供應不足與自體免疫系統反應等兩大原因，提供檢測評量。

● 腦細胞燃料供應不足小檢測

（　）1. 末稍血液循環不良。

（　）2. 自律神經失調。

（　）3. 中風。

（　）4. 貧血。

（　）5. 呼吸過度換氣：氣喘、長期焦慮等。

（　）6. 姿勢不良導致呼吸困難：駝背或脊椎側彎等。

（　）7. 肺部功能障礙：慢性阻塞性肺病、肺氣腫等。

（　）8. 嘴巴呼吸：舌繫帶繫帶過短或下顎關節咬合異常等。

（　）9. 低血糖：身體無法製造足夠葡萄糖。

（　）10. 糖尿病和血糖不耐症：葡萄糖無法進入細胞。

● 自體免疫系統失衡小檢測

（　）1. 異位性皮膚炎。

（　）2. 氣喘。

（　）3. 長期過敏造成鼻塞。

（　）4. 容易產痰。

（　）5. 類風濕性關節炎等自體免疫性疾病。

自律神經失調、糖尿病、低血糖，常與腦霧一起出現

看似常見的手腳冰冷的末梢血液循環小毛病，背後可能是自律神經失調、糖尿病、低血糖等所造成的，這些都與「腦霧」息息相關。

前面分享過，大腦也屬於身體的末梢，那麼究竟低血糖和糖尿病的葡萄糖生理機轉，讓大家更清楚知道為什麼不論血糖高低，都會造成末梢的大腦「腦霧」，以及手腳冰冷。

低血糖是身體無法製造足夠葡萄糖，當然腦細胞就得不到燃料。血糖過低的人常會有手腳冰冷、飯前容易感到身體無力、早上十點下午二、三點感到飢餓必須進食，以及依賴咖啡因飲品。

相對於低血糖，糖尿病和血糖不耐症是由於細胞對葡萄糖產生阻抗，葡萄糖無法進入細胞，堆積在血管中導致血糖上升，當大腦血管中的葡萄糖無法進入腦細胞，腦細胞當然無法獲得燃料。

如果懷疑自己有血糖問題，可以透過檢測空腹胰島素值（五至二〇μU/ml），可以早期得知是否有胰島素阻抗的跡象。另外，定期檢驗血液中的糖化血色素HbA1c（小於五%），早上空腹血糖（七〇至一一〇mg/dL）可以有效監控血糖供應的狀態。

逆轉「腦霧」，這麼做就對了

要解決「腦霧」的問題，除了前面所描述的「六大項自我健康管理綜合建議」納入日常生活改變之外，還必須針對前述的三項原因採取因應對策，以下就來分享具體做法：

● 改善末稍血液循環

例如，練習深呼吸吐吶、有氧運動等等。

● **控制血糖**

減輕體重、避免攝取糖果、餅乾等精製加工食品，減少五穀雜糧、水果等碳水化合物，並且建議高油脂攝取的生酮飲食或是藉由藥物控制血糖。

● **降低發炎與減緩食物引起的自體免疫反應**

間歇性斷食十六小時以上，可以啟動白血球自噬功能，清理堆積在大腦的蛋白質。

多吃富含薑黃、白藜蘆醇（Resveratrol）等食物，以及多攝取魚油（DHA），都可以降低大腦發炎。

另外，要飲食避免 Omega-6／Omega-3 比例過高的油脂；並選擇低過敏飲食，避免常見的過敏食品，例如麵粉、雞蛋、牛奶、黃豆等等。

5-4 大腦多巴胺不夠的帕金森症

人人聞之色變的帕金森症，是腦部多巴胺缺乏的一種典型大腦疾病，透過一些細微的徵兆可以早期發現、早期治療，以下有十五項是帕金森症的早期症狀。

帕金森症早期症狀自我評量

（　）1. 腸胃蠕動減慢，容易便秘。
（　）2. 不自主抖腳。
（　）3. 單側肢體抽筋。
（　）4. 顫抖。
（　）5. 平衡感變差。
（　）6. 走路容易跌倒。
（　）7. 寫字感到越來越吃力，寫一段句子字體會越來越小，字跡越來越潦草（圖5-5）。
（　）8. 嗅覺退化。
（　）9. 上眼瞼下垂。
（　）10. 眼球容易往上吊。
（　）11. 臉部表情僵硬嚴肅而不苟言笑。
（　）12. 駝背。
（　）13. 理解認知能力下降。
（　）14. 記憶力變差。
（　）15. 明顯的失智症現象。

加強多巴胺分泌，創造大腦好環境

大腦製造多巴胺能力不足會導致控制身體動作、情緒、意念的閥門基底核失控。多巴胺的多寡也直接影響快樂的感受，當多巴胺分泌不足時除了產生帕金森症的症狀，情緒上也會變得很負面，感覺很不快樂。

因此，要延緩帕金森症就必須想辦法讓中腦自己有能力分泌足夠的多巴胺。而上一章節導正大腦失衡的六大項自我健康管理綜合建議，都是有效幫助延緩大腦細胞退化的方法。

在這裡分享的是，潛在性帕金森症或輕微帕金森式症患者的大腦運動處方，包括：❶擠眉弄眼加微笑、❷緩抬頭快點頭、❸緩點頭快抬頭、❹練習帶著節拍器走路、❺眼球跳視運動。

看著這五項運動處方標題，想必大家已經猜中八九十，但還是有一些小訣竅，請大家看著以下的示範來做。

圖 5-5：帕金森症，寫字會越寫越小

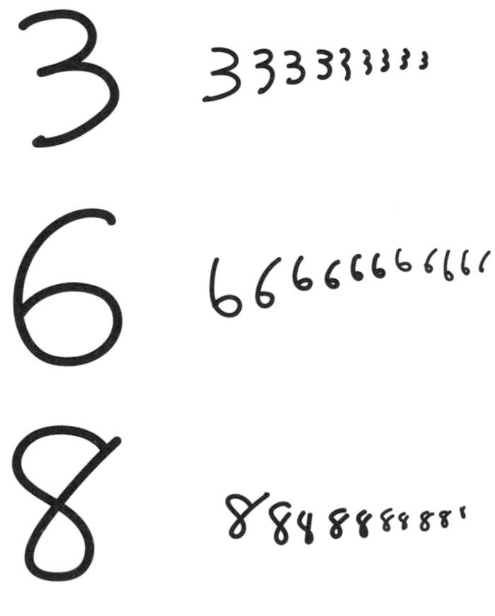

大腦小教室

原來是小腦的浦金氏細胞，掌控身體協調平衡

就小腦的整體功能而言，如何將身體產生的動作變平順，其中的浦金氏細胞（Purkinje Cell）扮演類似踩煞車的功能，這是最重要的角色。

由於浦金氏細胞屬於高耗能的細胞，也是最容易退化的細胞。

浦金氏細胞負責把過強的訊號進行壓制，維持身體動作的協調性。

當浦金氏細胞無法正常運作的時候，像是小腦退化或喝醉酒的人，就會看到這些人發生身體協調性、平衡感變差，思考反應遲鈍，走路搖晃，而且肢體動作會產生無意識地顫抖等症狀。

●運動建議（一）：擠眉弄眼加微笑

在快樂情緒之下，大腦分泌大量多巴胺，同時啟動配套的臉部表情產生笑容。相對的，誇張的臉部表情和眼球往上，可以透過第三對、第五對和第七對腦神經的神經廻路反饋活化腦幹和大腦，因此可以活化大腦。

1. 強顏歡笑可以改變心境，每天重複的練習左圖臉部表情。
2. 每日至少三次，每次五秒。

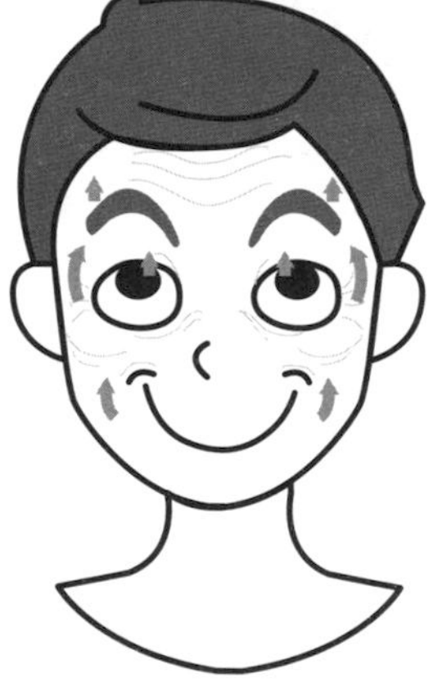

擠眉弄眼加微笑

● 運動建議(二)：緩抬頭快點頭

藉由訓練在中腦的第三對動眼神經和第四對頭顱神經，控制眼球不同速度的上下移動，可以增進中腦分泌多巴胺的效率。

❶ 緊盯前方目標物，目標物要與眼睛高度一致。舉出大姆指看也行。

❷ 凝視前方目標物，緩慢抬頭大約三秒，快速點頭，過程中眼睛都不能離開目標物。

❸ 每日三次，每次重複十下。每天訓練十到十五分鐘。

● 運動建議(三)：緩點頭快抬頭

❶ 緊盯前方目標物，目標物要與眼睛高度一致。舉出大姆指看也行。

❷ 凝視前方目標物，緩慢點頭大約三秒，快速抬頭，過程中眼睛都不能離開目標物。

❸ 每日三次，每次重複十下。每天訓練十到十五分鐘。

眼球運動

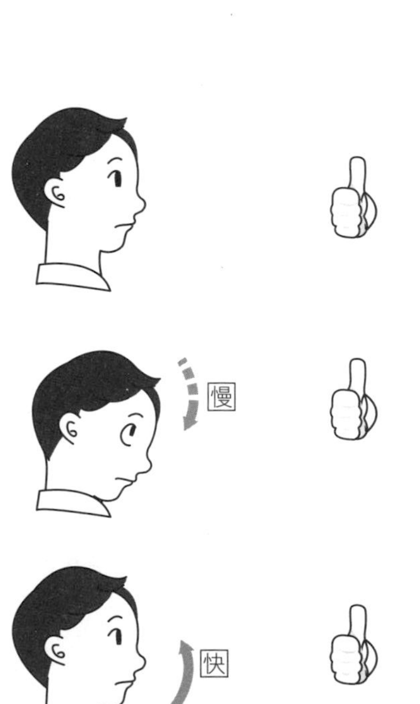

● **運動建議(四)：練習帶著節拍器走路**

有節奏的聲音，經由聽覺神經傳導路徑，活化中腦細胞和左大腦，增加多巴胺的分泌。現在人人手上的有智慧型手機，可以下載節拍器APP，出門散步去吧。

另外，走在有橫格磁磚或是有橫線的標示地面上，一格一格規律的跨步前行，可以透過視覺路徑輸入活化中腦和左大腦，增加多巴胺的分泌。

● **運動建議(五)：眼球跳視運動**

透過訓練，能讓眼球精準的在不同目標間跳視，可以有效達到大腦與中腦對身體的空間感與視覺的空間感重新整合的目的，同時有效緩解帕金森症肢體僵硬的症狀（見一〇二頁）。

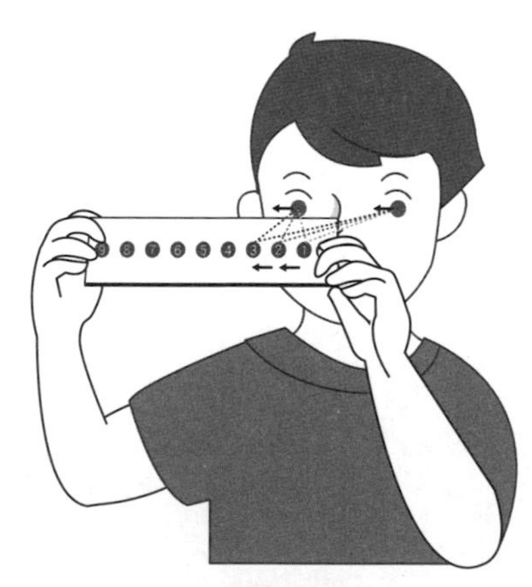

5-5 大腦萎縮的失智症

失智症是大腦組織的神經細胞及神經突觸數目明顯變少，大腦有萎縮的現象，認知功能也因而退化。失智症的原因可以歸納為以下三種：

- **原因一**：大腦神經元被附著了一些蛋白質，例如類澱粉蛋白 β-Amyloid Plaques，導致神經元快速死亡。
- **原因二**：由帕金森症發展而來。患者除了認知功能下降，還會伴隨著帕金森症的症狀。
- **原因三**：由於中風或是血栓造成腦部血液循環不良，導致神經元缺氧而死亡。

十大警訊！失智症悄悄來報到

根據二〇〇九年「世界阿茲海默氏失智症大會」提出的十大警訊，都將有助於早期發現失智徵兆。

- **失智症的十大警訊**

（　）1. 個性急遽改變。
（　）2. 物品擺放錯亂。
（　）3. 行為與情緒出現改變。
（　）4. 判斷力變差，警覺性降低。
（　）5. 很難完成原本熟悉的家庭事務。
（　）6. 近期記憶喪失以致影響工作技能。

（　）7. 喪失活動力及對生活事物失去興趣。

（　）8. 抽象思考能力降低，無法思考雜的事務。

（　）9. 有語言表達的問題，無法說出確切的名詞。

（　）10. 對時間或地方的概念變差，容易迷路或走失。

給失智症的健康對策與運動處方

控制失智症的主要關鍵在於能否早期發現，並且採取各種積極的健康改善對策與運動處方。

● 失智症健康對策

❶ 從前面的失智症十大警訊中，能夠早期發現是否已經有失智症的一些症狀。在症狀初期積極介入，患者有很大的機會延緩，甚至逆轉失智症的進程。

❷ 確實執行前述的導正大腦失衡的六大項自我健康管理綜合建議的各種策略。

❸ 依據用進廢退的原則，給予大腦多面向的刺激和訓練。建議選擇具有新鮮感和挑戰性的訓練大腦方式和強度。當過度重複單調活動，反而容易導致大腦鈍化。

❹ 積極參與社交活動、人際互動，並且透過各類益智遊戲，例如打麻將、撲克牌、桌遊、益智電玩等活化大腦。

● 失智症運動建議

❶ **做大腦強化運動**：依據第三章大腦平衡的概念，針對較弱邊的大腦做強化運動，例如對側肢體做非線性螺旋式的動作。

❷ **每天走路三〇分鐘**：走路能讓海馬迴減緩萎縮，甚至恢復海馬迴的體積，減緩失智症狀。

❸ **選擇重量訓練**：根據研究顯示，增加身體的骨骼肌的肌力和肌肉量可以有效的減緩失智症的發展。

肌肉量的減少甚至可以被視為早期失智症的指標。相對的，許多人透過快走、慢跑、跳舞等有氧運動雖然可以有效的減少身體脂肪量，但是重量訓練才是活化大腦比較有效的方式。

原因在於，透過增加肌力和肌肉量可以增加生長激素和睪固酮的分泌量，減緩大腦的退化速度。

圖 5-6：重量訓練可以減緩大腦退化

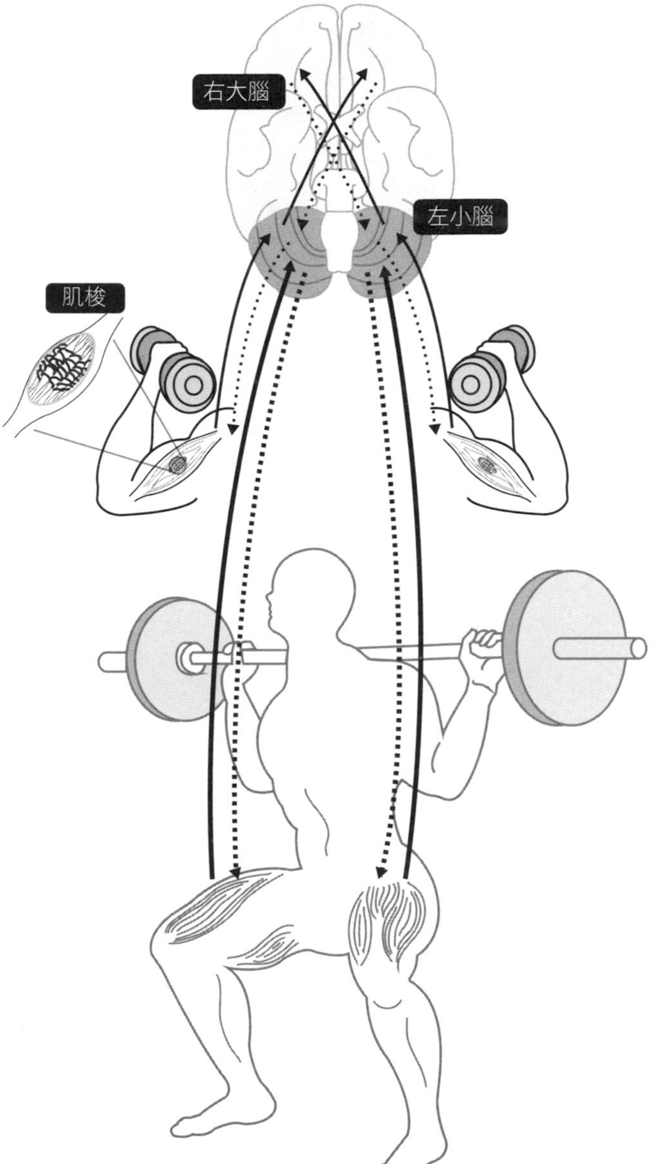

另外，由於重量訓練提升了肌肉張力，肌肉中的張力感受器（肌梭），將增強張力的訊號接收後，再將訊號經由小腦傳送到對側大腦。大腦因此受到由肌梭所傳來的訊號，持續刺激活化，減少了退化的機會（圖 5-6）。

所以，透過重量訓練強化肌肉張力，大腦獲得大量的刺激，大幅減少了大腦退化的風險。

國家圖書館出版品預行編目資料

腦癒力：最強大的大腦神經功能鍛鍊術／李政家著 -- 二版 . --
臺北市 : 幸福綠光 , 2022.02
面；　公分

ISBN 978-626-95709-1-1 (平裝)

1. 健腦法 2. 健康法

411.19　　　　　　　111000641

腦癒力

最強大的大腦神經功能鍛鍊術

作　　者 ： 李政家
特約編輯 ： 黃信瑜
美術設計 ： 洪祥閔
動作示範 ： 王羽暄
內頁插畫 ： 蔡靜玫、劉素臻
內頁攝影 ： 蘇暐凱

社　　長 ： 洪美華
總 編 輯 ： 莊佩璇
責任編輯 ： 何　喬

出　　版 ： 幸福綠光股份有限公司
地　　址 ： 台北市杭州南路一段 63 號 9 樓之 1
電　　話 ： (02)23925338
傳　　真 ： (02)23925380
網　　址 ： www.thirdnature.com.tw
E-mail ： reader@thirdnature.com.tw

印　　製 ： 中原造像股份有限公司
初　　版 ： 2020 年 8 月
二版四刷 ： 2024 年 9 月
郵撥帳號 ： 50130123 幸福綠光股份有限公司
定　　價 ： 新台幣 380 元（平裝）

ISBN 978-626-95709-1-1

總經銷：聯合發行股份有限公司
新北市新店區寶橋路 235 巷 6 弄 6 號 2 樓
電話：(02)29178022 傳真：(02)29156275

新自然主義